D1923712

GOLDMANN
Lesen erleben

Alle Ratschläge in diesem Buch wurden von den Autoren und vom Verlag sorgfältig erwogen und geprüft. Eine Garantie kann dennoch nicht übernommen werden. Eine Haftung der Autoren beziehungsweise des Verlags und seiner Beauftragten für Personen-, Sach- und Vermögensschäden ist daher ausgeschlossen.

Der Verlag weist ausdrücklich darauf hin, dass im Text enthaltene externe Links vom Verlag nur bis zum Zeitpunkt der Buchveröffentlichung eingesehen werden konnten. Auf spätere Veränderungen hat der Verlag keinerlei Einfluss. Eine Haftung des Verlags für externe Links ist daher ausgeschlossen.

MIX
Papier aus verantwortungsvollen Quellen
FSC® C084279

Verlagsgruppe Random House FSC® N001967

Dieses Buch ist auch als E-Book erhältlich.

1. Auflage
Vollständige Taschenbuchausgabe März 2017
Wilhelm Goldmann Verlag, München,
in der Verlagsgruppe Random House GmbH

Originaltitel: Oeik, ik groei! Buik- en babygeheimen
Originalverlag: Kosmos Uitgevers
Illustrationen: Peter de Wit, Oosterbeek /www.comichouse.nl
Umschlaggestaltung: zeichenpool, München
Umschlagmotiv: Getty Images / Ali Johnson Photography
Redaktion: Kerstin Uhl
Satz: Tina Hilscher
Druck und Bindung: Print Consult, München
KW · Herstellung: kw
Printed in Czech Republic
ISBN 978-3-442-17655-7
www.goldmann-verlag.de

Besuchen Sie den Goldmann Verlag im Netz

Dr. Frans X. Plooij • Xaviera Plas

Oje, ich wachse! Schwangerschaft

Was Eltern wissen wollen

Aus dem Niederländischen
von Wibke Kuhn

GOLDMANN

Inhaltsverzeichnis

Für Thomas, Victoria und Sarah, die uns zum Opa beziehungsweise zur Mutter machten und uns jeden Tag neue Einsichten in die wunderbare Welt eines neuen Lebens schenken.

Mein ganzer Dank gilt meiner Familie mit ihrer Engelsgeduld und Frau E. G. C. van Seumeren, Gynäkologin in der Abteilung für Gynäkologie und Reproduktionsmedizin des Universitair Medisch Centrum Utrecht.

Vorwort

Die Entstehung eines neuen Lebens ist das Wunderbarste, was es gibt. Wir wissen zwar, was bei einer Schwangerschaft alles passiert, aber wir wissen oft nicht, warum das eigentlich so ist. Mit diesem Buch möchten wir Ihnen tiefere Einblicke in all diese Geheimnisse geben. Aber neben Wissen über Schwangerschaft, Entbindung und Stillzeit wollen wir Ihnen auch noch etwas anderes mitgeben: Humor und Selbstvertrauen. Die Entstehung eines neuen Lebens ist zwar das Schönste, was es gibt, aber das heißt nicht, dass die ganze Angelegenheit nicht auch Schwierigkeiten mit sich bringt. Zweifel und Unsicherheit wechseln sich mit Momenten der totalen Euphorie ab. Nur wenn Sie diese Extreme mit einer großen Portion Humor nehmen und sich anpassen, können Sie das Wunder, das in Ihrem Bauch heranwächst, auch wirklich genießen.

Wir hoffen, dass dieses Buch Ihnen eine Stütze in der Schwangerschaft ist, und wünschen Ihnen neun vergnügliche Monate!

Frans X. Plooij und Xaviera Plas

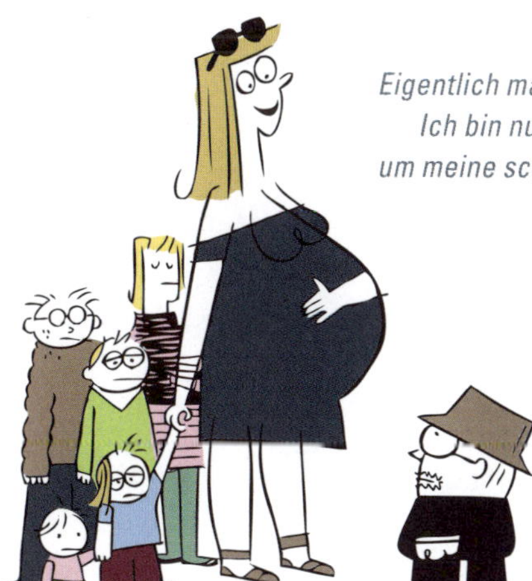

Eigentlich mag ich keine Kinder.
Ich bin nur so oft schwanger,
um meine schlechte Figur zu kaschieren.

Vor der Empfängnis

»Hmmm … ich weiß nicht,
ob es deine tolle DNA ist,
aber du riechst echt super.«

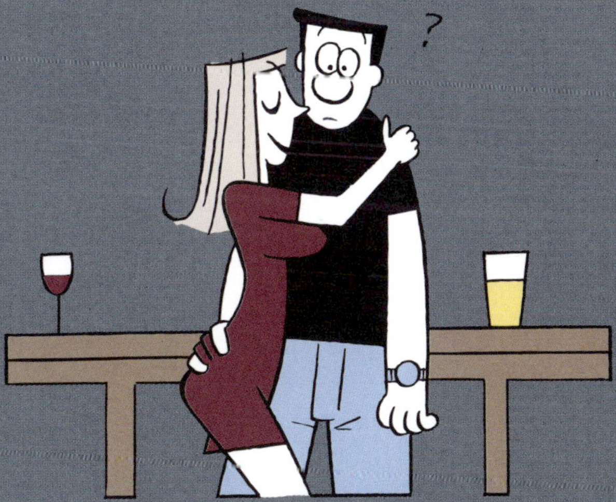

WENN SICH EI- UND SAMENZELLE TREFFEN ...

Wenn Sie bis über beide Ohren verliebt sind, fühlt sich das ganz besonders an. Viele Biologen betrachten Verliebtheit ganz schnöde als den Zustand, der dafür sorgt, dass die Menschen aktiv auf die Suche nach einem DNA-Träger gehen, der zu ihnen passt, damit sie gesunde Kinder bekommen. Vergessen Sie »Oh, er macht mich so glücklich!« – die wissenschaftliche Variante lautet: »Oh, wir kriegen gesunde Kinder!«

Die Nase entscheidet über die Partnerwahl

Frauen haben eine ganz besondere Nase. Wenn sie den Schweiß eines Mannes riechen, entscheiden sie nämlich unbewusst, ob ihre DNA unter dem Aspekt der Fortpflanzung gut zu der des Mannes passt.

Pheromone signalisieren: Ich will Sex

Sowohl Männer als auch Frauen sondern Pheromone ab. Das sind Geruchsstoffe, mit denen Sexualpartner angelockt werden sollen. Bei Tieren, die weder die Antibabypille nehmen noch Kondome benutzen können, ist Geschlechtsverkehr gleichbedeutend mit Kinderkriegen. Beim Menschen ist das anders. Wir werden zwar auch unbewusst von dem Wunsch getrieben, unsere DNA weiterzugeben, aber wir sondern auch just for fun Pheromone ab.

Diese Merkmale machen einen Menschen besonders attraktiv:

- symmetrischer Knochenbau
- vollere Lippen (bei Frauen)
- kürzerer Abstand zwischen Nase und Unterkante des Kinns (bei Frauen)
- größerer Abstand zwischen Nase und Unterkante des Kinns (bei Männern)
- eine im Verhältnis zu den Hüften schmalere Taille (bei Frauen)

Eros versus Wissenschaft

Die Wissenschaft behauptet im Grunde, dass Verliebtheit nichts anderes ist als die Suche nach guter und gesunder DNA. Für alle, die mit dieser unromantischen Behauptung nicht so glücklich sind, gibt es immer noch Eros, den Gott der Liebe und Romantik. Oder lässt der uns jetzt auch noch im Stich? Nun, schon Plato wies uns darauf hin, dass Eros, Sohn des Poros (Reichtum) und der Penia (Armut), eigentlich nur »Verlangen« ist

Komisch, aber wahr: Aus Studien ging hervor, dass Attraktivität (insbesondere der symmetrische Körperbau) erblich ist, vor allem bei Männern. Behalten Sie das im Hinterkopf, wenn Sie das nächste Mal Ihre Schwiegereltern treffen …

Eizelle trifft Eizelle oder Samenzelle trifft Samenzelle

Früher war es normal, dass die Prinzessin irgendwann ihren Prinzen fand, mit dem sie ein langes, glückliches Leben führte. Heute wissen wir es besser: Homosexuelle Paare wünschen sich genauso Kinder wie heterosexuelle. Vom biologischen Standpunkt betrachtet ist das schwierig. Aber es gibt unzählige Lösungsmöglichkeiten für dieses Problem, aus denen glückliche Familien entstehen können.

Gut zu wissen:

- Frauen berücksichtigen bei der Partnerwahl oft den sozio-ökonomischen Status, Männer gehen vor allem nach dem Äußeren.
- 45 Prozent der Partner lernen sich beim Weggehen oder im Urlaub kennen, 13 Prozent über Freunde, 11 Prozent am Arbeitsplatz, 11 Prozent in einem Verein oder einer anderen Gruppe, 6 Prozent über die Familie und nur 0,5 Prozent übers Internet (vielleicht, weil man da die DNA nicht riechen kann?).
- Im Schnitt treffen wir unseren Lebenspartner mit 30 Jahren.

EI UND SAMEN: EINE PRIMA KOMBINATION

Ein Baby entsteht, wenn die Samenzelle in die Eizelle eindringt. Offiziell wird es dann zwar noch nicht als Baby bezeichnet, aber in diesem Keim sind bereits alle menschlichen Eigenschaften angelegt. Bei der Befruchtung herrscht Gleichberechtigung: ein bisschen von ihr, ein bisschen von ihm. Oder doch mehr von dem einen – oder von dem anderen?

Praktizierte Gleichberechtigung

Im Gegensatz zu allen anderen Zellen des menschlichen Körpers haben Ei- und Samenzellen nur 23 Chromosomen. Die Chromosomen enthalten die Eigenschaften, die man von Mutter und Vater mitbekommen hat. Jede normale Körperzelle vervielfältigt sich selbst durch Herstellung einer exakten Kopie, ohne jegliche Veränderungen. Wenn die Ei- und die Samenzelle verschmelzen, ergibt sich wieder der vollständige Satz mit 46 Chromosomen – eine Hälfte vom Vater, eine Hälfte von der Mutter. Ein Baby ist also das beste Beispiel für praktizierte Gleichberechtigung.

Frauen sind effektiver

Bei der Vereinigung, die zur Entstehung eines neuen Menschenlebens führt, stellt die Frau genau eine Eizelle zur Verfügung (bei zweieiigen Zwillingen zwei). Ein Mann dagegen setzt 500 Millionen Samenzellen ein, um eine erfolgreiche Befruchtung zu gewährleisten! Sollten wir daraus folgern, dass Frauen selbst bei der Empfängnis noch effektiver sind als Männer?

Komisch, aber wahr: Die Eizelle ist die größte Zelle des menschlichen Körpers, die Samenzelle die kleinste.

Männer sind auf Konkurrenz gepolt

Männer (oder zumindest ihre Samenzellen) sind auf Konkurrenz gepolt. Während die Eizelle in aller Ruhe abwartet, kämpfen sich die Samenzellen durch den Gebärmutterhals, die Gebärmutter und den Eileiter. Sie legen gut 3 Millimeter pro Minute zurück, aber nur wenige überleben die Reise. Und währenddessen tut die Eizelle nichts anderes als warten, warten … und warten.

Auf die Größe kommt es an

Für das Vergnügen beim Sex ist die Größe nicht entscheidend – doch für die Effektivität unseres genetischen Materials sehr wohl. Eine Eizelle ist viel größer als eine Samenzelle, denn das Spermium muss zum einen in sie hineinpassen, zum anderen muss ihre Oberfläche groß genug sein, um Hunderten von konkurrierenden Samenzellen Platz zu bieten. Das erste Spermium, das in sie eindringt, hat gewonnen. Für die anderen gibt es keine Gnade: Sie sterben im sauren Milieu der Vagina ab.

Rezept für Mehrlinge:

- 2 Eizellen und 2 Samenzellen oder
- 1 Eizelle und 1 Samenzelle und eine sehr mysteriöse Mutation

Mythen rund um die Empfängnis:

- Männer können eine Frau nur durch Ejakulation schwängern – 30 Prozent der Menschen glauben dieses Märchen immer noch.
- 20 Prozent der Frauen denken noch immer, dass sie zum Orgasmus kommen müssen, um schwanger werden zu können.

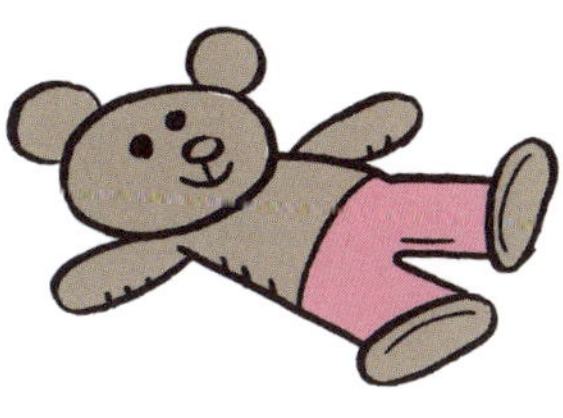

Gut zu wissen:

- Die Bildung einer Samenzelle dauert ungefähr drei Monate.
- Das Spermium muss eine Strecke von etwa 17 Zentimetern zurücklegen, ehe es die Eizelle erreicht.
- Den neuesten Forschungsergebnissen zufolge »erriecht« eine Samenzelle, wo sie die Eizelle findet.
- Direkt nachdem der Kopf des Spermiums in die Eizelle eingedrungen ist, verändert sich deren Membran, so dass kein zweites Spermium mehr eindringen kann.

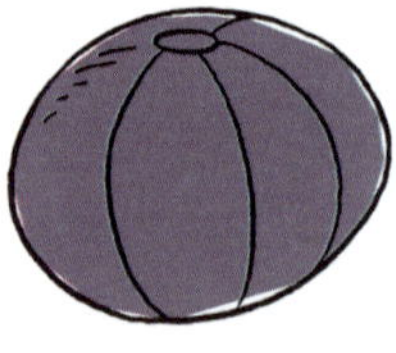

DNA: DIE VORLAGE FÜRS ICH

Im Moment der Befruchtung ist schon alles festgelegt. Das Wörtchen »alles« finden die zukünftigen Eltern oft schockierend – das klingt, als ob die Erziehung und das Umfeld, in dem das Kind aufwächst, keinen Einfluss haben würden. Tatsächlich sieht die biologische Wahrheit so aus, dass der überwiegende Teil des Aussehens und Charakters Ihres Babys schon feststeht, lange bevor Sie überhaupt wissen, dass Sie schwanger sind.

Ein bisschen der Papa, ein bisschen die Mama

Zu jeder Eigenschaft, die Sie an das Kind weitergeben, trägt es das Gegenstück in sich, das es von Ihrem Partner mitbekommen hat. In jedem Zellkern liegen also Ihre Eigenschaften und die Ihres Partners. Diejenigen Eigenschaften, die später am Kind in Erscheinung treten, werden als dominant bezeichnet. Die anderen, die genetisch zwar vorhanden sind, aber nicht sichtbar werden, nennt man rezessiv.

Farbe bekennen

Am deutlichsten tritt der Kampf zwischen dominanten und rezessiven Eigenschaften in der Haut-, Augen- und Haarfarbe zutage. Im Allgemeinen kann man sagen, dass die dunkleren Farben dominant und die helleren rezessiv sind – doch auch hier verfährt die Natur wieder ganz gleichberechtigt und entscheidet sich für die ideale Zwischenform zwischen Mama und Papa.

Farbenblindheit: typisch für Jungs

Es gibt viel mehr Männer als Frauen, die an einer Farbschwäche leiden oder ganz farbenblind sind. Diese abweichende Erbanlage liegt auf dem X-Chromosom. Ein Junge hat nur ein X-Chromosom, daher tritt diese Eigenschaft bei ihm in Erscheinung. Ein Mädchen hat zwei X-Chromosomen. Wenn eines der beiden gesund ist, kommt die Abweichung selten zum Tragen. Ein Mädchen ist also nur dann farbenblind, wenn beide X-Chromosomen Träger dieser Anlage sind.

Rezepte für

- gelocktes Haar: Sowohl Papa als auch Mama müssen auf ihren Chromosomen das Gen für Locken haben.
- welliges Haar: Papa oder Mama müssen die Wellen vererben.
- glattes Haar: Papa und Mama müssen beide die Anlage für glattes Haar haben.

Auch erblich, aber weniger schön

Neben der Haut-, Augen- und Haarfarbe Ihres Babys sowie anderen körperlichen Eigenschaften, die man später an ihm sehen kann, sind auch weniger angenehme Dinge in der DNA festgeschrieben. Dazu gehört zum Beispiel die Veranlagung, an bestimmten Krankheiten zu erkranken. Eine erbliche Vorbelastung kann es für Krebs, Zuckerkrankheit und Schizophrenie geben, aber auch andere Erkrankungen können vererbt werden. Darum fragt Ihre Geburtshelferin nach der Krankheitsgeschichte Ihrer nächsten Verwandten.

Komisch, aber wahr: Jedes Chromosom trägt eine doppelte Spirale in sich, die den genetischen Code unseres »Ichs« enthält. Jedes noch so winzige Chromosom umfasst mehr als zwei Meter DNA.

Wer war eher da – das Huhn oder der Mensch?

Äußerlich ähneln wir einem Huhn nicht im Geringsten, aber trotzdem weisen Menschen und Hühner eine wichtige Gemeinsamkeit auf: Beide haben ungefähr zwanzig- bis fünfundzwanzigtausend Gene.

Gut zu wissen:

- Intelligenz ist erblich, aber auch die Erziehung ist hierbei von großer Bedeutung.
- Zwei intelligente Eltern haben größere Chancen, ein intelligentes Kind zu bekommen.
- Ob sich die Intelligenz auch ausprägt, hängt sehr stark von den psychosozialen Faktoren und der Lebensweise der Eltern während der Schwangerschaft und danach ab.
- Das Erbmaterial eines Vogels verändert sich langsamer als das Erbmaterial von Säugetieren. Das humane Herpesvirus 6, das das Dreitagefieber verursachen kann, ist ebenfalls erblich.

JUNGE ODER MÄDCHEN?

Ab dem Moment, in dem die Eizelle durch die Samenzelle befruchtet wird, steht fest, ob Sie eine Tochter oder einen Sohn bekommen. Der Mann ist letztlich für das Geschlecht verantwortlich, wobei immer mehr Studien zeigen, dass die Frau ebenfalls Einfluss darauf hat.

Junge oder Mädchen – wo liegt der Unterschied?

Natürlich gibt es Hunderte von sichtbaren Unterschieden zwischen den Geschlechtern, aber im Grunde gibt es nur den einen entscheidenden: das Vorhandensein bzw. Fehlen des Y-Chromosoms. In unserem Genpool liegt beim 13. Chromosomenpaar immer mindestens ein X-Chromosom vor, bei Frauen sind es zwei, also können sie an dieser Stelle auch nur ein X-Chromosom weitergeben. Beim Mann besteht das Chromosomenpaar hingegen aus einem X- und einem Y-Chromosom. Jede Samenzelle – die, wie bereits erwähnt, ja nur 13 statt 46 Chromosomen enthält – ist also entweder Träger eines X- oder eines Y-Chromosoms. Je nachdem, was für ein Spermium die Eizelle befruchtet, bekommen Sie ein Mädchen oder einen Jungen.

Mädchen sind stärker, Jungen schneller

Vereinfacht gesprochen schwimmen Spermien mit Y-Chromosom – die kleinen Jungs – schneller, während die mit dem X-Chromosom – die kleinen Mädchen – länger in der Gebärmutter überleben, während sie auf eine Eizelle warten. Die Jungs sind also fixer, die Mädchen widerstandsfähiger.

Enthaltsamkeit, um eine Tochter zu bekommen?

Natürlich können Sie nicht viel Einfluss auf das Geschlecht Ihres Kindes nehmen. Aber möchten Sie vielleicht doch der Natur ein bisschen nachhelfen? Dann sollten Sie nach dem folgenden Schema Geschlechtsverkehr haben: Wenn Sie sich einen Jungen wünschen, haben Sie kurz vor und während des Eisprungs Sex. Wenn Sie auf ein Mädchen hoffen, sollten Sie nach dem 10. Zyklustag nicht mehr miteinander schlafen.

Die Akzeptanz der Samenzelle

Immer mehr Studien zeigen, dass die Mutter doch indirekt Einfluss auf das Geschlecht des Kindes nimmt. So hat sich in bestimmten Forschungsuntersuchungen herausgestellt, dass manche Eizellen das eine Spermium bereitwilliger aufnehmen als das andere. Mit anderen Worten: Sie akzeptieren die eine Samenzelle eher als die andere. Der Unterschied zwischen den beiden Spermien? Sie haben es sicher schon erraten: das X- oder Y-Chromosom.

Wollen Sie wissen, ob Sie einen Sohn oder eine Tochter bekommen?

Obwohl das Geschlecht bei der Empfängnis bereits festgelegt ist, müssen Sie noch Wochen warten, bis Sie es erfahren – wenn Sie es denn überhaupt wissen wollen. Frauen, die eine Chorionzottenbiopsie vornehmen lassen, können es um die 10. Schwangerschaftswoche schon mit hundertprozentiger Sicherheit wissen. Bei dieser Untersuchung wird die DNA des Ungeborenen untersucht. Wenn Sie für eine Chorionzottenbiopsie nicht in Frage kommen bzw. keine wollen, können Sie um die 20. Woche eine Ultraschalluntersuchung machen lassen, um das Geschlecht des Babys festzustellen. Aber natürlich hat es auch einen gewissen Charme, sich bei der Geburt überraschen zu lassen.

Mythen zum Geschlecht des Kindes

Sie können natürlich auch dem Volksmund glauben, wenn Sie das Geschlecht vorhersagen wollen:

- Sind Sie in Missionarsstellung schwanger geworden?
  Dann bekommen Sie ein Mädchen.
- Haben Sie Ihrem Mann bei der Ejakulation in die Augen gesehen?
  Dann bekommen Sie einen Jungen.
- Haben Sie die Beine nach dem Geschlechtsverkehr hochgelegt?
  Dann sind die schnellen – also die männlichen – Spermien schneller bei der Eizelle angekommen.

Oder je nach Aussehen der Schwangeren:

- Hat Ihr Bauch die Form einer Wassermelone?
  Glückwunsch, dann können Sie schon mal
  das Kinderzimmer rosa streichen: Sie bekommen eine Tochter!
- Hat Ihr Bauch die Form eines Fußballs?
  Dann kaufen Sie lieber blaue Farbe!
- Sitzt Ihr Bauch eher »oben«? Dann wird es ein Mädchen.
- Oder eher weiter »unten«? Dann wird es ein Junge.
- Ist Ihr Nabel empfindlich? Dann bekommen Sie ein Mädchen.

- Wächst Ihr Po genauso schnell wie der Bauch? Dann bekommen Sie ebenfalls ein Mädchen.
- Ist Ihnen oft schlecht? Dann kriegen Sie ein Mädchen.

Gut zu wissen:

- Jungen, die am Klinefelter-Syndrom leiden, weisen ein zusätzliches X-Chromosom auf, also XXY.
- In stressigen Zeiten werden weniger Jungen geboren.
- Pro Jahr kommen immer etwas mehr Jungs als Mädchen zur Welt.
- Es sieht so aus, als würden manche Männer bessere X- bzw. bessere Y-Chromosom-tragende Spermien produzieren.

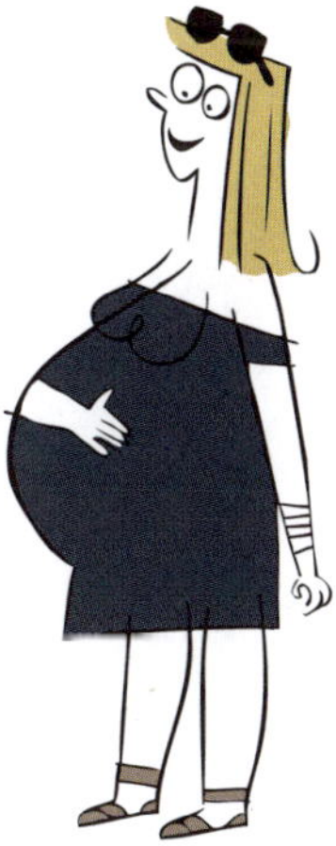

Schwangerschaft: neun extreme Monate

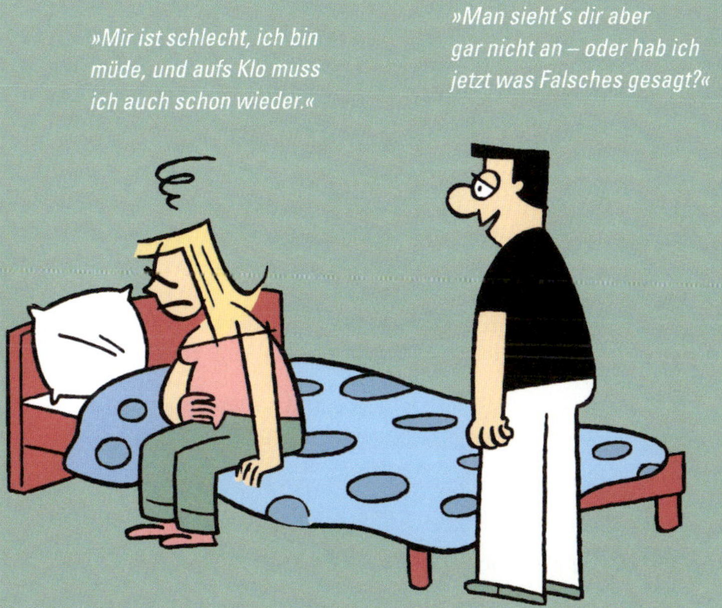
»Mir ist schlecht, ich bin müde, und aufs Klo muss ich auch schon wieder.«
»Man sieht's dir aber gar nicht an – oder hab ich jetzt was Falsches gesagt?«

HCG UND FRÜHE SCHWANGERSCHAFTSBESCHWERDEN

HCG (humanes Choriongonadotropin) ist der Name des Hormons, das enormen Einfluss auf Ihre Schwangerschaft und damit auf Ihr Leben ausübt. Vor allem in den ersten Monaten kann es vorkommen, dass Sie ziemlich darunter zu leiden haben. Das Hormon kann Übelkeit oder Müdigkeit verursachen, sorgt aber auch dafür, dass Ihr Kind in einer optimalen Umgebung wachsen kann.

Komisch, aber wahr: Das Chorion, die äußerste Schicht der drei Fruchthäute um den Embryo, produziert das HCG.

Ein Bläschen voll HCG

Das winzig kleine, mit bloßem Auge nicht erkennbare Erststadium eines Babys sorgt dafür, dass Sie viel zu viel HCG produzieren. Das ist aber kein Problem, da jeder Überschuss mit dem Urin ausgeschieden wird. Wenn Ihre Periode einen Tag überfällig ist, meistens ca. zwei Wochen nach Befruchtung der Eizelle, können Sie diesen Überschuss im Urin feststellen. Daher führen Sie Ihren Schwangerschaftstest mit Urin durch. Wenn er anzeigt, dass darin HCG enthalten ist, erwarten Sie ein Baby.

Der Nutzen des HCG

HCG verursacht nicht nur die ersten Schwangerschaftsbeschwerden, es ist vor allem ein nützliches Hormon. So sorgt es zum Beispiel dafür, dass die frühe Schwangerschaft auch bestehen bleibt.

HCG ist nicht an allem schuld

Okay, HCG hat den größten Einfluss auf all Ihre Schwangerschaftsbeschwerden, auch auf die Übelkeit. Aber es wäre nicht gerecht, dem HCG alles in die Schuhe zu schieben. Wenn Sie noch mehr Sündenböcke brauchen – bitte sehr:

- Höherer Spiegel von Östrogen (dem weiblichen Hormon), das in der Schwangerschaft sowohl durch die mütterlichen Eierstöcke und die Nebennierenrinde als auch durch die Plazenta hergestellt wird. Der plötzliche Anstieg von Östrogen könnte ebenfalls die Ursache für Übelkeit sein, meinen manche Forscher.

- Geruchsempfindlichkeit. Auf einmal riechen Sie besser und mehr. Und diese Gerüche … sind nicht immer nur appetitlich!

- Veränderte Verdauung: Vor allem im zweiten und dritten Trimester der Schwangerschaft merken Sie, dass der Muskelring, der die Speiseröhre vom Magen abschließt, nicht mehr so gut arbeitet und dass Ihr Darm etwas träger wird. Auch das kann sich in Form von Übelkeit auswirken.

- Vitamin-B_6-Mangel: Bei Studien stellte man fest, dass Frauen, die unter Übelkeit litten, keinen Vitamin-B_6-Mangel aufwiesen. Aber jetzt kommt der Witz: Wenn man dieser Gruppe trotzdem Vitamin B_6 verabreichte, verschwand die Übelkeit! Hm … was sollen wir denn davon halten?

Gut zu wissen:

- HCG wird auch als Schlankheitsmittel eingesetzt – die Wirkung ist allerdings umstritten.
- Nach der 16. Woche sollte Ihnen das HCG nicht mehr viele Probleme bereiten, da die Plazenta dann nur noch wenig davon herstellt.

ÜBELKEIT

Übelkeit ist vielleicht die bekannteste aller Schwangerschaftsbeschwerden überhaupt. Noch bevor auf dem Schwangerschaftstest zwei Streifen zu sehen sind, gibt Ihnen das elende Gefühl schon versteckte Hinweise … Oder gehören Sie zu den Glücklichen, die überhaupt nicht davon betroffen sind?

Tipps gegen Übelkeit

Es kann helfen, den Morgen ganz entspannt zu beginnen und über den Tag verteilt mehrere Zwischenmahlzeiten zu sich zu nehmen, also fünf oder sechs kleine statt, wie üblich, drei große Mahlzeiten. Meiden Sie zu fettes Essen und greifen Sie lieber zu leicht verdaulichen Speisen. Meist klingt die Übelkeit nach 12 bis 16 Wochen ab.

Wie lange dauert das denn noch?

In den ersten drei Monaten steht Ihr Körper noch ganz unter der Wirkung des HCG. Um die 16. Woche hat dieses Hormon dann aber kaum mehr Einfluss, so dass Sie sich viel besser fühlen. Zum einen hat sich Ihr Körper schon ab der 12. Woche an das Hormon gewöhnt, und zum anderen wird auch immer weniger davon produziert. Die Übelkeit nimmt dann allmählich ab.

Jede Schwangerschaft – und die dazugehörige Übelkeit – verläuft individuell

Wie Sie in jedem Artikel oder Buch zum Thema Schwangerschaft lesen können, verläuft jede Schwangerschaft ganz anders. Soviel wir auf dem Gebiet der Medizin auch wissen mögen – jede Frau reagiert verschieden. Manchen Frauen ist nie übel, andere übergeben sich noch, wenn die Wehen einsetzen. Wenn Ihnen bei der ersten Schwangerschaft nicht schlecht war, ist das noch keine Garantie, dass es bei der nächsten ebenso sein wird – und andersrum. Wir können Ihnen nur sagen: Es gehört dazu, versuchen Sie es mit Humor zu nehmen.

Essen gegen die Übelkeit?

Es mag sich ein bisschen absurd anhören, aber manchen Frauen hilft essen tatsächlich:

- Nehmen Sie vor dem Aufstehen ein leichtes Frühstück zu sich (also im Liegen!).
- Trinken Sie Cola (ob das so gesund ist, lassen wir mal dahingestellt).
- Versuchen Sie getrockneten Ingwer oder Ingwertee.
- Essen Sie zwischendurch eine Gemüsebrühe.

» Hunger bleibt Hunger. Sowie ich Appetit bekomme, habe ich genau zehn Minuten, um etwas zu essen. Wenn ich das nicht tue, ist mir für den Rest des Tages schlecht. «

Xaviera, im 2. Monat schwanger

Gut zu wissen:

- 75 Prozent der Frauen ist im ersten Trimester schlecht.
- Männer, die am Couvade-Syndrom leiden, werden auch ein bisschen schwanger … sie sind innerlich so stark beteiligt, dass ihnen ebenfalls übel wird! (Siehe auch Seite 79.)
- Übelkeit und Erbrechen schaden dem Baby nicht.
- Akupressurbänder und neutrale Zahnpasta helfen gegen die Übelkeit.

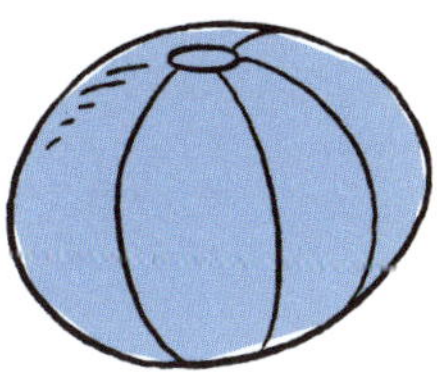

SCHLAFEN!

Sie sind gerade mal ein paar Schritte gelaufen und sind schon wieder müde. Nicht einfach nur müde, sondern todmüde – als ob Sie jeden Moment einschlafen könnten. Okay, der gegenteilige Fall kann auch eintreten: Manche Frauen sprühen während der Schwangerschaft nur so vor Energie. Doch die meisten fühlen sich in den ersten Schwangerschaftswochen vor allem müde.

Warum so müde?

Ab dem Tag der Empfängnis vollziehen sich in Ihrem Körper zahllose Veränderungen. Sie merken es noch nicht, aber Ihr Körper ist bereits vollauf mit der Schwangerschaft beschäftigt. Folgende Leistungen muss er erbringen:

- Unzählige Zellteilungen vornehmen – und das vierundzwanzig Stunden täglich, sieben Tage die Woche. (Vergessen Sie nicht: Ihr Baby wächst in Ihrem Bauch mehr als in seinem späteren Leben!)
- Zusätzliches Blut produzieren – und durch den Körper pumpen!
- HCG herstellen.
- Zusätzliches Östrogen produzieren.

Akzeptieren oder nicht?

Oft ist Müdigkeit die erste »Beschwerde«, die Sie zwingt, sich die Zeit anders einzuteilen. »Es langsamer angehen lassen« und »Sich ab und zu mal ein Päuschen gönnen« lauten die häufigsten Empfehlungen. Manche Frauen befolgen diese Ratschläge (vernünftigerweise!) und haben keine Probleme damit. Anderen fällt das schwer: Sie haben sich noch nicht an ihre Schwangerschaft gewöhnt und sind noch nicht bereit zu akzeptieren, dass sie momentan eben nicht Superwoman sind. Und wie soll man es ruhig angehen lassen, wenn man arbeiten muss oder schon ein kleines Kind hat? Trotzdem sind die oben genannten Empfehlungen genau die richtigen.

Essen gegen die Müdigkeit

Es hört sich vielleicht komisch an, aber es gibt Speisen, durch die Sie sich fitter fühlen werden – zum Beispiel eine Tasse Gemüse- oder Fleischbrühe. Andererseits gibt es auch Nahrungsmittel, die Sie auf die falsche Fährte locken: Erst scheinen sie die Müdigkeit zu vertreiben, aber wenn der Anfangseffekt vorüber ist, schlägt die Mattigkeit erbarmungslos zu. Zu diesen Nahrungsmitteln gehören stark fetthaltige Lebensmittel, zum Beispiel Kartoffelchips. Wenn Sie einer derartigen Fressattacke nachgeben, werden Sie sich zunächst besser fühlen, aber nach kurzer Zeit … dreimal so müde sein wie zuvor.

Praktische Tipps

Gegen die Müdigkeit können Sie nicht viel tun. Das wäre auch nicht gut, denn es handelt sich dabei ja um keine Krankheit, sondern um ein Signal Ihres Körpers, das Sie auf jeden Fall ernst nehmen sollten. Indem Sie Ihr Leben ein wenig anpassen, können Sie alles erledigen, was Sie zu erledigen haben, und es aber trotzdem ruhig angehen lassen.

- Gehen Sie zeitig zu Bett.
- Stehen Sie rechtzeitig auf und hetzen Sie sich morgens nicht.
- Wenn möglich, fangen Sie etwas später an zu arbeiten.
- Versuchen Sie, schwierige Aufgaben oder Meetings nicht auf die Mittagszeit zu legen.
- Spielen Sie mit Ihren älteren Kindern Spiele, bei denen Sie ruhig am Tisch sitzen können.
- Erledigen Sie am Wochenende die Einkäufe für die gesamte Woche. Wenn nötig, kochen Sie die Mahlzeiten am Wochenende vor und frieren Sie sie portionsweise ein.

Apropos Bett …

Ihr Schambereich ist jetzt besser durchblutet als vor der Schwangerschaft. Vor allem während des zweiten Trimesters, wenn die ersten negativen Begleiterscheinungen abgeklungen sind und Sie sich pudelwohl fühlen, steigt Ihre Libido. Geben Sie Ihrer Lust ruhig nach: Sex während der Schwangerschaft ist nicht schädlich. (Siehe auch Seite 76.)

TOILETTENTHEMEN

Wenn es etwas gibt, wovon wir nicht gerne lesen, dann wohl das, was auf der Toilette passiert. Aber während der Schwangerschaft verändert sich der Stuhlgang – Sie werden das stille Örtchen zweimal so häufig aufsuchen wie sonst. Die Schwangerschaft hat aber auch schönere Seiten: Durch die gute Durchblutung des Schambereichs wird Ihre Libido gesteigert!

Druck auf der Blase

In der ersten Phase der Schwangerschaft schlafen Sie nicht nur mehr – während der ersten vier Monate müssen Sie auch viel öfter Wasser lassen. Es erscheint Ihnen vielleicht so, als wäre es dreimal so viel, aber das stimmt nicht – Sie gehen öfter, aber es kommt auch weniger. Ihre Blase hat jetzt weniger Raum zur Verfügung als vor der Schwangerschaft, weil sich die Gebärmutter schon ziemlich breitmacht. Dasselbe gilt auf die Dauer auch für die anderen Organe: Sie müssen zusammenrücken und für die immer größer werdende Gebärmutter Platz machen.

» Ich kann keine Fernsehsendung mehr in Ruhe ansehen, und wenn ich im Auto sitze, überlege ich ständig, wo die nächste Toilette ist. Ich bin noch nie so oft aufs Klo gerannt. «

Samina, schwanger

Richtig abwischen!

Seit wir aus den Windeln heraus sind, müssen wir uns selbst den Po abwischen – doch die meisten Menschen machen es immer noch falsch. Vor allem während der Schwangerschaft kann das gefährlich werden, denn verkehrtes Poabwischen ist eine häufige Ursache von Blasenentzündungen. Also, meine Damen: immer von vorn nach hinten und nicht rauf und runter wischen!

Vorsicht: In der Schwangerschaft ist die Wahrscheinlichkeit einer Blasenentzündung größer als sonst, und die Symptome sind nicht immer so deutlich. Gehen Sie im Zweifelsfall zu Ihrem Hausarzt und bitten Sie ihn um einen Urintest. Je schneller Sie handeln, umso leichter lässt sich das Problem lösen.

Darmträgheit

Ihr Darm arbeitet langsamer, wenn Sie schwanger sind. Der Grund dafür sind die Schwangerschaftshormone. Das ist nicht angenehm, denn dadurch wird dem Stuhl mehr Feuchtigkeit entzogen, und das kann zu Verstopfung führen. Wer an Verstopfung leidet, fängt an zu pressen – vom Pressen bekommt man Hämorrhoiden. Um Ihren Darm bei seiner Arbeit zu unterstützen, sollten Sie Vollkornprodukte sowie Obst und Gemüse essen, aber besser kein Weißbrot oder Nudeln. Frühstücken Sie, denn das bringt den Stuhlgang auf Trab. Auch Trockenpflaumen helfen.

Tipp bei Verstopfung: Legen Sie Ihre Füße hoch, während Sie auf der Toilette sitzen. Weil Sie entspannter sitzen, geht es leichter. Aber trotzdem gilt: Ernähren Sie sich ballaststoffreich!

Hämorrhoiden

Hämorrhoiden sind lästige Schwellungen von Blutgefäßen am Anus. Glücklicherweise bekommt sie nicht jede Schwangere. Um den Schmerz zu lindern, können Sie Eiskompressen auflegen. Außerdem sind in der Apotheke spezielle Salben erhältlich. Besprechen Sie das Problem mit Ihrer Hebamme oder Ihrem Arzt. Auf jeden Fall sollten Sie viel trinken, sich ballaststoffreich ernähren und sich ausreichend bewegen, damit der Stuhl weich bleibt.

Gut zu wissen:

- Nach vier Monaten drückt die Gebärmutter nicht mehr so auf die Blase, weil sie ab dann eher Richtung Nabel wächst.
- Gegen Ende der Schwangerschaft müssen Sie allerdings wieder öfter zur Toilette, weil dann der Kopf des Babys auf Ihre Blase drückt.

UNTER HOCHSPANNUNG

Spannung gehört dazu. Ihre Brüste spannen, und Ihre Haut spannt. Und Sie könnten auch wirklich Verspannungen kriegen, wenn Sie daran denken, was Sie jetzt nicht mehr dürfen bzw. was Sie jetzt tun müssen. Ganz zu schweigen von dem, was Ihr Körper alles tut, um der Gebärmutter Platz zu machen.

Extremes Wachstum sorgt für Juckreiz

Wenn Sie Kinder fragen, was bei einer Schwangerschaft passiert, antworten sie: Dann wächst der Bauch. Bis Sie selbst schwanger werden, denken Sie das wahrscheinlich auch. Sobald Sie aber schwanger sind und in den Spiegel gucken, werden Sie merken, dass Brüste und Po mitwachsen. Dieses extreme Wachstum verlangt Ihrer Haut einiges ab – das macht sich durch Juckreiz bemerkbar. Manchmal verläuft das Wachstum so rasant, dass das Bindegewebe reißt und Schwangerschaftsstreifen entstehen. (Siehe auch Seite 61.)

12 Kilogramm mehr

»Oje, ich wachse!« – das könnte sicher auch eine Schwangere von sich behaupten. Wussten Sie, dass Sie während der Schwangerschaft im Schnitt 12 Kilogramm zunehmen? Folgendermaßen verteilt sich das zusätzliche Gewicht:

Baby	3500 g
Fruchtwasser	800 g
Plazenta und Fruchtblase	750 g
zusätzliches Blut der Mutter	1450 g
Brüste	400 g
Gebärmutter	1000 g
zusätzliches Fett	2100 g
zusätzliche Feuchtigkeit	2000 g

Nichts übertreiben – ein Wegweiser durch die Verbote

Während der Schwangerschaft können Sie sich pausenlos anhören, was Sie dürfen und was nicht. Wirklich wichtig sind folgende Dinge:

- Keine Diät machen, sondern sich einfach gesund ernähren.
- Keine Medikamente einnehmen, wenn nicht unbedingt nötig – und immer in Absprache mit dem Arzt!
- Nicht rauchen (die Gelegenheit, um endgültig aufzuhören!).
- Keinen Alkohol trinken, auch kein »Gläschen«. Viele Frauen glauben immer noch, dass ein Glas doch nichts schaden kann, aber das ist ein Märchen. Jetzt ist völlige Abstinenz angesagt!
- Meiden Sie den Kontakt mit Strahlung und Chemikalien, Menschen mit ansteckenden Krankheiten und Katzenurin. (Das Katzenklo muss also jemand anderes saubermachen … Tragen Sie bei der Gartenarbeit Handschuhe!)
- Kaffee dürfen Sie trinken, aber bitte nicht so viel!

- Bleiben Sie nicht den ganzen Tag auf Ihren vier Buchstaben sitzen, sondern bewegen Sie sich! Übermäßig anstrengender Sport ist allerdings natürlich nicht zu empfehlen.
- Stress ist nicht gut für Sie und das Baby. Vermeiden Sie jede übermäßige Belastung. Manchmal lässt es sich vielleicht nicht ganz umgehen, aber versuchen Sie den Stress möglichst gut zu verarbeiten. Das wirkt auch schon entspannend.
- Tragen Sie keine schweren Gegenstände. Ihre Bauchmuskeln funktionieren nicht mehr optimal, so dass Ihre Rückenmuskulatur die ganze Arbeit allein machen muss.
- Denken Sie gut nach, bevor Sie bedeutsame Entscheidungen treffen oder wichtige Informationen ausplaudern. Da Ihre Hormone kopfstehen, könnten Sie womöglich Dinge machen, die Ihnen hinterher leidtun …

Gut zu wissen:

- Juckende Stellen können Sie kurz kalt abduschen und danach mit Mentholpuder bestäuben. Merken Sie sich das auch für später, wenn Ihr Kind einmal juckenden Ausschlag bekommen sollte.
- Es sieht so aus, als würden ältere Schwangere nicht so oft Probleme mit Juckreiz, dafür aber mit Schwangerschaftsstreifen haben.
- Die Bundeszentrale für gesundheitliche Aufklärung (BZGA) bietet eine Reihe von Ratgebern zum Thema Rauchen und Schwangerschaft zum kostenlosen Download an: www.bzga.de.

ELEFANTENFÜSSE, WURSTBEINE UND KRAMPFADERN

Unsere Beine tragen unser gesamtes Körpergewicht. Logisch, dass sie jetzt viel stärker beansprucht werden. Verwöhnen Sie sie also so richtig: Bequeme Schuhe und Hosen, eine Massage und ein warmes Bad können Wunder bewirken.

Restless-Legs-Syndrom

Unruhige Beine? Das hört sich womöglich für Sie ein bisschen seltsam an, aber wenn Sie unter diesem Symptom leiden, ist Ihnen sofort klar, was damit gemeint ist. Ihre Beine können sich während der Schwangerschaft etwas gespannt anfühlen, da die Gefäßwände erschlaffen (ab der 16. Woche, unter dem Einfluss des Progesterons) und besonders viel Blut durch die Adern gepumpt wird. Folgendes kann helfen:

- viel Bewegung
- Wechselduschen
- die Beine nicht übereinanderschlagen
- die Beine im Sitzen hochlegen
- nicht zu lang stehen

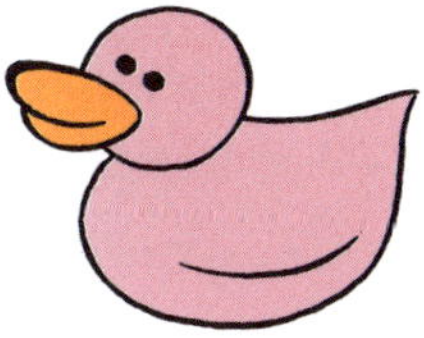

Elefantenbeine

Je weiter Ihre Schwangerschaft fortschreitet, umso mehr Flüssigkeit speichert Ihr Körper. Das merken Sie vor allem an den Fußknöcheln. Manche Frauen stellen fest, dass sie den Knochen selbst gar nicht mehr erkennen können. Meiden Sie Strümpfe, die in die Haut einschneiden, und Schuhe, die die Durchblutung behindern. Tauschen Sie zu Hause Ihre Schuhe gegen ein Paar warme Pantoffeln ein. Legen Sie die Füße hoch, wann immer es geht, und bitten Sie Ihren Partner um eine Fußmassage.

Krampfadern

Da mehr Blut durch die Adern gepumpt wird, während die Gefäßwände gleichzeitig schlaffer werden, bleibt das Blut länger in Ihren Adern. Wenn die erschlafften Gefäße weiter an die Hautoberfläche treten, entstehen Krampfadern.

Folgendes sollten Sie bleiben lassen:

- langes Stehen
- die Beine übereinanderschlagen
- heiße Vollbäder nehmen

Und das sollten Sie tun:

- sich so viel wie möglich bewegen
- die Beine im Sitzen hochlegen
- unter das Fußende Ihrer Matratze ein Kissen legen
- die Beine mit kaltem Wasser abspülen – das fördert die Durchblutung

Warnsignale!

Die genannten Beschwerden an den Beinen sind ein Warnsignal. Wenn Sie sie ignorieren, werden Sie später unter Garantie an Krampfadern zu leiden haben. Ergreifen Sie generell Vorsichtsmaßnahmen, aber bei diesen Warnsignalen ganz besonders!

» Nachts wache ich oft auf, weil ich Krämpfe in den Beinen habe. Das Schlimmste ist, dass ich sie dann automatisch strecke, und dann hab ich das Gefühl, als würden sich alle Muskeln verknoten. Furchtbar. Aber na ja, was soll man machen? «

Sophie, im 6. Monat schwanger

Übung für zwischendurch: Setzen Sie sich hin, strecken Sie die Beine, und ziehen Sie die Zehen an, so dass sie auf Ihren Kopf zeigen. Lassen Sie die Füße kreisen, dann verbessert sich die Durchblutung wieder.

Killer-Heels

Lassen Sie Schuhe mit Pfennigabsätzen und Highheels nun lieber im Schrank. Warum? Ganz einfach: Die Belastung ist für Ihre Füße jetzt so groß, dass sie eine solide Tragfläche brauchen, die sie stützt. Wenn Sie auf eine Party eingeladen sind, können Sie schon mal einen nicht allzu hohen Schuh mit Absatz anziehen, aber Sie sollten nicht zu lange stehen.

Bequeme Jeans

Gönnen Sie sich für die Schwangerschaft neue Hosen. Basteln Sie sich keine Notlösungen, indem Sie eine alte Hose mit einem Gummiband zumachen, sondern besorgen Sie sich sofort eine neue Hose, sobald sich die alte nicht mehr schließen lässt. Achten Sie darauf, dass der elastische Einsatz unter dem Bauch (dort, wo sonst Reißverschluss oder Knöpfe sitzen) genug Platz für den weiter wachsenden Bauch bietet. Die Hosen sollten gut sitzen und die Durchblutung nicht behindern.

Tricks

- Sind Sie während der Schwangerschaft wirklich ein bisschen mollig? Tragen Sie Oberteile mit tiefem V-Ausschnitt – das macht schlank.
- Sind Sie groß, so dass der Bauch weniger auffällt? Durch eine Tunika lenken Sie die Aufmerksamkeit auf den Bauch.
- Sind Sie klein und schlank, so dass der Bauch nicht ins Auge fällt? Dann arbeiten Sie mit dem Lagenlook.

Gut zu wissen:

- Schwangerschaftsunterwäsche schnürt nicht ein – das lindert Beinbeschwerden.
- Zum Ende der Schwangerschaft haben 70 Prozent aller Frauen Probleme mit den Beinen.
- Manche Frauen können schon ab dem 5. Monat ihre Fußknöchel nicht mehr sehen (weil diese so geschwollen sind), bei anderen sind sie bis zum letzten Tag zu erkennen.

PROGESTERON

Ab der 16. Woche steht nicht mehr alles, was Sie tun, unter dem Einfluss des HCG. Ab jetzt gewinnt ein neues Hormon die Überhand: Progesteron. Dieses Hormon bleibt während der letzten 24 Wochen das bestimmende. Wie HCG dafür berüchtigt ist, dass es Übelkeit verursacht, so ist Progesteron dafür bekannt, alles »weich zu machen«. Unter seinem Einfluss schaltet der ganze Körper in eine Art Stand-by-Modus.

Das subtile Progesteron

In dem Moment, wenn das Hormon Progesteron in Ihrem Körper auf den Plan tritt, hat dieser sich gerade von der ersten Dosis Schwangerschaftshormone erholt. Aber keine Sorge, auf Progesteron reagiert er nicht so heftig wie auf HCG. Zwar nimmt Progesteron mindestens genauso viel Einfluss auf Ihren Körper, aber es wirkt eben viel subtiler: Jede Woche merken Sie ein bisschen mehr davon.

Weicher, schlaffer, zarter

Progesteron sorgt dafür, dass in Ihrem Körper alles weicher, schlaffer und zarter wird. Wichtigstes Ziel ist dabei, dass die Gebärmutter sich bequem dehnen und dem Baby optimalen Raum zum Wachsen bieten kann. Ohne Progesteron würde es dem Kind zu früh zu eng werden, das heißt, die Wehen würden früher einsetzen.

Ein schlaffer Körper

Nicht nur Ihr Becken, Ihr gesamter Körper wird durch das Progesteron weicher. Die Auswirkungen spüren Sie an einer ganzen Reihe neuer Beschwerden:

- saures Aufstoßen/Sodbrennen (da der Schließmuskel zwischen Magen und Speiseröhre ebenfalls weicher wird, kann leichter Säure nach oben steigen)
- Restless-Legs-Syndrom, Krämpfe, Krampfadern (siehe auch Seite 41)
- Rückenschmerzen
- Bänderschmerzen
- schwererer Stuhlgang
- Wassereinlagerungen
- Zahnfleischbluten und Neigung zu Karies (auch der Kieferknochen und das Zahnfleisch werden weicher, so dass Zahnbelag und Kariesbakterien leichtes Spiel haben – hier helfen gründliches Zähneputzen und die Verwendung von Zahnseide!)
- schlechteres Sehvermögen: Auch die Augenmuskeln werden schwächer, so dass Sie eventuell zwischendurch weniger gut sehen
- schlaffere Blasenmuskulatur: Gehen Sie rechtzeitig zur Toilette, und benutzen Sie Slipeinlagen, wenn Sie regelmäßig Urintröpfchen verlieren

Von Femme fatale zu Love & Peace

Progesteron beeinflusst Ihren Körper, aber auch Ihre Psyche. Die Welt wird in den nächsten Wochen immer sanfter, romantischer und rosiger aussehen. Sie sehen die schönen Seiten des Lebens. Das hört sich zuerst vielleicht ganz nett an, hat aber auch seine Nachteile. Wenn Sie zum Beispiel im Job sehr resolut und akkurat vorgehen müssen, wird Ihnen das auf einmal viel schwerer fallen. Schwangere Führungskräfte klagen, dass sie in Tränen ausbrechen, wenn sie einen Mitarbeiter maßregeln müssen. Und Schwangere mit älteren Kindern berichten, dass sie um des lieben Friedens willen schneller nachgeben, wenn der Nachwuchs ihnen etwas abtrotzen will.

Eben wusste ich's doch noch …

Jemand sagt etwas zu Ihnen, und Sie begreifen nicht, was die Worte bedeuten. Dabei ging es nur um so eine einfache Frage wie: »Was möchten Sie trinken?« Eine Minute später ist die Bedeutung der Worte dann in Ihr Gehirn vorgedrungen, und Sie können endlich antworten. Tja, das Progesteron scheint sogar das Gehirn weicher zu machen. An und für sich ist das nicht schlimm, aber es kann durchaus lästig werden, wenn Sie wichtige Dinge vergessen. Es ist keine Schande, sich in dieser Zeit alles zu notieren. In ein paar Monaten haben Sie Ihre alte Gehirnkapazität wieder zurück.

» Ich bin im 7. Monat und vergesse einfach alles. Lösung: alles auf Post-its notieren. Das hat allerdings zur Folge, dass mein ganzer Schreibtisch unter den kleinen gelben Klebezettelchen verschwindet, so dass ich mindestens fünf Minuten nach einem bestimmten Zettel suchen muss. Ich muss mir dringend ein anderes System überlegen. «

Trudi, im 7. Monat schwanger

Gut zu wissen:

- Unter dem Einfluss von Progesteron wird alles schlaffer: Menschen mit schwachen Bändern knicken zum Beispiel leichter um.
- Bei Frauen wie Männern werden geringe Mengen Progesteron von der Nebennierenrinde produziert.
- Progesteron hemmt auch die Ovulation während der Schwangerschaft.

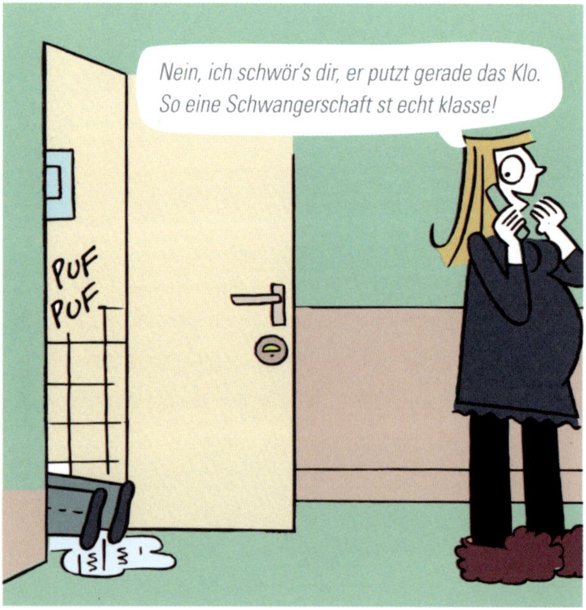
Nein, ich schwör's dir, er putzt gerade das Klo. So eine Schwangerschaft st echt klasse!
PUF PUF

NESTBAUTRIEB

Auf einmal muss das ganze Haus noch einmal gebohnert werden. Die Fenster, die sowieso schon blitzen und blinken, können doch noch sauberer werden. Alle Schubladen, in denen Sie irgendwelchen Plunder aufbewahren, werden jetzt aufgeräumt. Herzlich willkommen, lieber Nestbautrieb!

Nestbautrieb – reine Frauensache?

Der lästige Nestbautrieb ist nicht ans Geschlecht gebunden. Es leiden zwar vor allem die Frauen unter diesem Zwang, aber es gibt auch viele Männer, die auf einmal anfangen, die Möbel umzustellen. Leider sind uns noch keine werdenden Väter begegnet, die der spontane Drang überfällt, zum dritten Mal zum Staubsauger oder zum Fensterleder zu greifen. Was die Hausarbeit angeht, scheinen die meisten Männer ihren Nestbautrieb besser unter Kontrolle zu haben als die Frauen.

Anzeichen von überzogenem Nestbautrieb

- Hochschwanger auf eine Leiter klettern, um dieses kleine Fleckchen da oben auch noch wegputzen zu können ... Meine Damen, dem Baby ist wesentlich mehr damit gedient, wenn Sie es ruhig angehen und nicht auf Leitern herumbalancieren!
- Bevor die Dinge nicht wieder schmutzig geworden sind, müssen Sie sie auch nicht schon wieder putzen. Hier gilt also auch: immer mit der Ruhe.
- Kartons, Schubladen und irgendwelche zugemüllten Ecken, die Sie

jahrelang nicht gestört haben, müssen Sie jetzt auch nicht aufräumen. Das kann warten, bis das Baby da ist.

Dos und Don'ts

Der Drang ist so groß, dass Sie ihm ab und zu nachgeben müssen. Wie eine Süchtige werden Sie vom Eimer mit den Putzmitteln angezogen und müssen sich die nächste Flasche rausgreifen. Wenn Sie Ihrem Nestbautrieb dann doch nachgeben wollen – hier sind ein paar wichtige Dos und Don'ts:

Dos:

- nicht länger als eine halbe Stunde arbeiten, dann Pause machen
- Putzhandschuhe tragen
- ausreichend trinken und einen Imbiss zu sich nehmen
- sich selbst versprechen, nicht in Extreme zu verfallen
- rechtzeitig ausruhen

Don'ts:

- zu viel chemische Reinigungsmittel verwenden
- auf Leitern steigen oder gar andere kreative Klettermethoden erfinden
- schwere Gegenstände tragen, denn das ist nicht gut für den Rücken (und glauben Sie uns eines: Sie wollen Ihr Baby später nicht mit Rückenbeschwerden herumtragen)
- Wände streichen und beim Renovieren Staub oder Gestank einatmen – das kann wirklich der Papa machen!

Rat an den Papa

Die extremen Ausprägungen des Nestbautriebs kann keiner nachvollziehen. Das wissen Sie, und das weiß auch jeder andere, der nicht schwanger ist. Aber tun Sie sich selbst einen Gefallen und äußern Sie sich nicht dazu. Helfen Sie Ihrer Partnerin und putzen Sie ein bisschen mit. Dann kriegen Sie wahrscheinlich auch noch zu hören, dass Sie es nicht richtig machen. Ja, das gehört auch dazu. Schieben Sie es einfach auf ihre Hormone.

Alles für die lieben Gene

Und wer oder was ist nun für diesen Nestbautrieb verantwortlich? Unser Überlebensinstinkt, der Drang, unsere Gene weiterzugeben. Wir wollen unserem Baby, der Fortführung unserer DNA, den besten Start ins Leben ermöglichen. Unsere Hormonmaschinerie wird in Gang gesetzt und treibt uns zu übermäßigem Scheuern und Räumen. Alles für die lieben Gene …

Gut zu wissen:

- Der Nestbautrieb tritt vor allem im letzten Schwangerschaftsmonat auf.
- Auch bei Tieren ist der Nestbautrieb zu beobachten.
- Über diesen Trieb ist der Wissenschaft bislang noch nicht sehr viel bekannt. Frauen wissen mehr darüber als Forscher …

EMOTIONALE ACHTERBAHN

Dass Sie als Schwangere emotional anders drauf sind als sonst, wird niemand in Abrede stellen. Entweder wirft die kleinste Kleinigkeit Sie aus der Bahn, oder aber Sie fühlen sich stärker als je zuvor. Mal fangen Sie an zu weinen, wenn jemand bei einer Fernsehshow ausscheidet. Oder Sie ärgern sich, und bevor Sie sich versehen, sind Sie nicht nur sauer, sondern rasen vor Wut. Die Emotionen toben in Ihrem Körper – Sie erleben die reinste Berg- und Talfahrt der Gefühle.

Himmelhoch jauchzend, zu Tode betrübt

Kennen Sie das? Den einen Moment fühlen Sie sich noch super und könnten es mit allem und jedem aufnehmen. Und ein paar Minuten später steigen Ihnen die Tränen in die Augen. Sie sind eine führerlose Rakete der Emotionen!

Schwangerschaft: Die Emotionen schlagen hohe Wellen

Während der Schwangerschaft erleben Sie die extremsten Stimmungsschwankungen. Daran ist Ihr ebenfalls extrem schwankender Hormonhaushalt schuld. Während der Pubertät, bei der Menstruation und in der Menopause ist der Hormonhaushalt ähnlich schnellen Umschwüngen ausgesetzt. Doch in der Schwangerschaft ist es am extremsten, also ist es nichts Außergewöhnliches, in dieser Zeit auch extrem emotional zu sein.

Erkennen Sie Ihre Gefühle und akzeptieren Sie sie

Da Sie jetzt auf Grund Ihrer Hormonlage manchmal sehr emotional reagieren, ist es schwierig, zwischen echten und hormonell bedingten Gefühlen zu unterscheiden. Zählen Sie innerlich bis zehn, wenn Sie das Gefühl haben, Sie müssten gleich an die Decke gehen. Trösten Sie sich mit dem Gedanken, dass die Dinge wahrscheinlich gar nicht so schlimm sind und Sie sich nur wegen der Hormone so mies fühlen. Treffen Sie wichtige Entscheidungen nur, nachdem Sie länger darüber nachgedacht haben. Versuchen Sie, Ihre Gefühle zu erkennen und anzuerkennen. Bisweilen ist Ihnen ganz jämmerlich zumute, wenn etwas (völlig Unwichtiges) passiert, aber manchmal reagieren Sie auch ganz euphorisch.

Depressive Gefühle

Sie sind fest davon überzeugt: Die Welt ist gegen Sie, und Sie sind ganz allein. Natürlich können auch in der Schwangerschaft echte Depressionen auftreten, aber die Erfahrung hat gelehrt, dass viele Frauen sich für depressiv halten, während sie im Grunde nur auf ihre Hormone reagieren. Sprechen Sie mit jemandem in Ihrer Umgebung oder mit Ihrem Arzt oder Ihrer Hebamme. Bitten Sie die betreffende Person, sich Zeit für Sie zu nehmen, damit Ihnen geholfen werden kann. Oft wirkt es auch schon erleichternd, über die eigenen Gefühle zu reden.

Angst vor der Mutterschaft

Niemand würde es zugeben wollen, aber Mutter zu werden ist auch ein wenig unheimlich. Auf einmal sind Sie für einen winzigen Menschen verantwortlich, den Sie mehr lieben als jeden anderen auf der Welt. Woher sollen Sie eigentlich wissen, dass Sie das alles bewältigen werden? Solche Zweifel spuken Ihnen – oft ganz unbewusst – mehrmals am Tag im Kopf herum. Werden Sie es schaffen? Sind andere Mütter nicht besser als Sie? Glauben Sie uns: Auch die Angst vor der Mutterschaft ist ein ganz normales Phänomen. Und was noch besser ist: Sie macht Sie zu einer besseren Mutter. Durch diese Zweifel und Unsicherheiten sind Sie besonders darauf bedacht, nur ja alles richtig zu machen. Und wenn Sie Ihr Baby lieben, machen Sie sowieso alles richtig!

Neue Fernsehvorlieben

Während Sie sich früher durchaus auch für die unschönen Seiten des Lebens interessierten – die bedrohte Umwelt und die schlimmen Nachrichten, die man täglich lesen und sehen kann –, ist es jetzt ganz normal, dass Sie alles Leid der Welt an sich vorübergehen lassen. Vor allem gegen Ende der Schwangerschaft sehen Sie sich lieber einen kitschigen Film mit Happy End als eine Doku über Hungersnöte in Afrika an. Warum? Die Erklärung ist simpel: Sie wollen jetzt einfach nicht sehen, in was für eine Welt Ihr Baby hineingeboren wird. Statt uns mit der harten Realität auseinanderzusetzen, möchten wir die Welt lieber durch die rosarote Brille betrachten. Indem wir den Kopf ab und zu à la Vogel Strauß in den Sand stecken, beschützen wir unser Baby.

» *Was ist bloß los mit dir? Seit unserem Thailand-Urlaub bist du gar nicht mehr du selbst. Brütest du irgendeine Tropenkrankheit aus?«, war die geniale Bemerkung meines Mannes. Meine Antwort: »Nein, ich brüte ein Kind aus …* «

Xaviera, im 5. Monat schwanger

Die armen Männer

Okay, natürlich verändert sich der Körper der Frauen stark, aber arm dran sind eigentlich die Männer. Für sie gibt es nämlich keine hormonellen Ausreden. Für sie gibt es keine mitfühlenden Hände auf dem Bauch. Nein, über unsere Männer werden höchstens Witze gemacht. Und das, wo wir uns doch eigentlich wünschen, dass die Männer eine aktivere Rolle bei der Erziehung spielen …

Träume in der Schwangerschaft

Je weiter Ihre Schwangerschaft fortgeschritten ist, umso intensiver träumen Sie nachts – von sweet dreams bis zu Albträumen. Natürlich hinterlassen Letztere mehr Eindruck. Atmen Sie tief durch, und denken Sie sich – oder sagen Sie es sich notfalls laut vor –, dass es nur ein Traum war. Gerade weil Sie so intensiv träumen, ist es wichtig, den Traum nur als Traum zu betrachten. Sie wären sonst nicht die Erste, die den ganzen Tag an einem Traum zu knabbern hat.

Häufige Albträume werdender Mütter

- Sie sind mit dem Kind unterwegs, und plötzlich ist es verschwunden.
- Ihr Kleines sitzt irgendwo fest und schreit um Hilfe, aber Sie können ihm nicht helfen.
- Ihr Baby atmet nicht mehr.

Wenn Sie solche Träume haben, sollten Sie sich klarmachen, dass sie nichts über Sie aussagen. Sie haben einfach nur ein bisschen Angst vor der Mutterschaft. Und diese Angst können Sie auch fühlen, wenn Sie ansonsten Superwoman sind.

Gut zu wissen:

- 89 Prozent der Frauen geben an, sehr unter ihren Hormonschwankungen zu leiden.
- In manchen Kulturen ist es immer noch verpönt, dass die Väter ihre Emotionen bezüglich der Schwangerschaft zeigen.
- Das Kind in Ihrem Bauch bekommt Ihre Gefühle ebenfalls zu spüren.

BAUCH, BUSEN, PO – UNSERE LIEBLINGSKÖRPERTEILE

Wenn Sie sich seit Ihrer Pubertät damit beschäftigen, wie Ihr Bauch, Ihre Beine und Ihr Po aussehen, machen Sie sich schon mal klar, dass das Wachstum, das Sie während der Schwangerschaft erleben werden, in keinem Verhältnis zu dem steht, was Sie bisher mitgemacht haben. Sind Sie davon überzeugt, dass nur das Baby wächst? Falsch gedacht. Jetzt bricht auch die Zeit der üppigen Brüste und der dicken Hintern an. Nur mit einem Unterschied: Es steht Ihnen großartig!

Der Po

Ihr Körper ist momentan eigentlich nur damit beschäftigt, Ihrem Baby einen sicheren Ort zum Wachsen zu bieten. Er sorgt dafür, dass es ihm an nichts fehlt. Während der Schwangerschaft nicht und später in der Stillzeit auch nicht. Und dabei hat Ihr Körper auch im Blick, dass es irgendwann mal zu Engpässen kommen könnte. Lebensmittelknappheit zum Beispiel wäre sehr schlecht für das werdende Kind, also wird dafür gesorgt, dass es so schnell keine Mängel in der Energieversorgung geben kann. Bildlich gesprochen werden nicht nur Vorräte in den Küchenschrank gepackt, es werden auch noch die Speisekammer und der Keller gefüllt. Diesen Vorrat kennen wir unter der Bezeichnung »Fett«. Betrachten Sie Ihren Hintern als den Keller und die Speckröllchen an den Hüften als Speisekammer. Beide werden durch die eingelagerten Reserven beständig üppiger.

Essen für zwei

Dass Ihr Körper die benötigten Reserven aufbaut, bedeutet nicht, dass Sie jetzt für zwei essen müssen. Das ist ein Märchen. Natürlich essen Sie etwas mehr als normal, denn Ihr Körper braucht auch etwas mehr. Aber eben nur »etwas« und nicht einen ganzen Einkaufswagen voll. Reserven sind gut und verschwinden später von selbst – vorausgesetzt, Sie ernähren sich gesund.

Der Bauch

Ihr Bauch wächst beträchtlich und dehnt sich für das Baby. Der eine Bauch ist nach fünf Monaten schon megarund, der andere stellt zur gleichen Zeit noch nicht viel mehr als eine kleine Kugel dar. Die Gebärmutter wächst jedoch bei jeder Schwangeren in gleichem Maße.

Meilensteine der wachsenden Gebärmutter

- 7 Zentimeter ist sie groß, wenn Sie nicht schwanger sind.
- 10 Zentimeter hat sie, wenn Sie in der 12. Woche sind.
- Nach der ersten Hälfte der Schwangerschaft sitzt sie ungefähr in Bauchnabelhöhe.
- Gegen Ende ist sie etwas über 30 Zentimeter groß und wiegt ein ganzes Kilo mehr – ein wahrlich elastisches Organ!

Die Brüste

Während der Schwangerschaft bereiten sich Ihre Brüste darauf vor, dem Baby nach der Geburt die beste Milch zu bieten. Ihre Brüste reagieren sogar so schnell, dass sie manchmal noch vor dem ersten Schwangerschaftstest entsprechende Hinweise geben können. Während der Schwangerschaft wachsen die Brüste enorm. Wenn Sie bis jetzt Körbchengröße A gewöhnt waren, werden Sie schon bald mit einem üppigen Dekolleté herumlaufen. Ihre Brüste werden voll und rund, und auch die Brustwarzen verändern sich. Sie schwellen an, während der Warzenhof dunkler wird. Besorgen Sie sich einen gut sitzenden Schwangerschafts-BH, der die Brüste stützt und nicht einschnürt.

Was sonst noch mit Ihren Brüsten passiert

- Ihre Brustwarzen schwellen an und werden länger, damit Ihr Baby sie leichter zu fassen bekommt.
- Der Warzenhof wird stärker pigmentiert, so dass die Haut fester wird.
- Kleine Erhebungen auf dem Warzenhof werden durch die Montgomery-Drüsen verursacht, die die Haut schützen sollen. Außerdem regt der Geruch des Fettes, das sie absondern (von dem Sie allerdings nichts sehen), das Baby zum Saugen an. Sein Instinkt sagt ihm, dass dies der magische Geruch von leckerer Milch ist.
- Jucken und Schmerzen sind Folgen des sprunghaften Wachstums. Ein Schwangerschafts-BH hilft.
- Vielleicht tritt plötzlich ein gelbliches Tröpfchen aus, wenn Sie Ihre Brust anfassen: Langsam schießt die Milch ein!

Gut zu wissen:

- Nach der Entbindung bleiben Sie noch eine Weile um einiges runder als vor der Schwangerschaft.
- Im Durchschnitt trägt eine Frau zehn Wochen nach der Entbindung immer noch Umstandskleidung.
- Ganz werden Sie Ihre alte Figur wohl nicht zurückbekommen, aber Sie können es versuchen, indem Sie viel Sport treiben und ein spezielles Trainingsprogramm absolvieren.
- Ihre Bauchmuskeln werden nie mehr dieselben sein.
- Denken Sie immer daran: Früher waren die Rubens-Frauen das Schönheitsideal – schön mollig.
- Runde, mollige Formen assoziieren viele Menschen unbewusst mit Weiblichkeit.

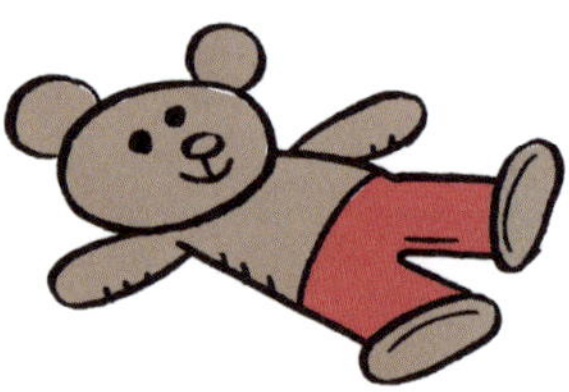

MUTTER MIT HAUT UND HAAR

Dass in Ihrem Körper eine ganze Menge Hormone zirkulieren, schlägt sich auch in Ihrer Haut nieder. Sie strahlt mehr denn je – oder ist pickeliger als je zuvor. Alles ist möglich – jede Schwangere reagiert anders. Außerdem hat Ihre Haut ihre liebe Not mit dem explosiven Wachstum. Direktes Sonnenlicht sollten Sie meiden. Ihr Haar scheint sich plötzlich verdoppelt zu haben, Sie sollten es jetzt nicht färben. Kurz und gut: Auch Haut und Haare sind schwanger!

Progesteron macht Wangen rot

Zugegeben, Progesteron verursacht eine ganze Reihe von Schwangerschaftsbeschwerden, aber es hat auch seine Vorteile. Da jetzt mehr Blut durch Ihren Körper gepumpt wird, ist die Durchblutung der Haut verbessert. Das Resultat: prächtige rote Wangen.

Schwangerschaftsstreifen und Elastizität der Haut

Die Dehnbarkeit Ihrer Haut wird auf eine harte Probe gestellt. Vielleicht kann Ihr Bindegewebe das enorme Wachstum nicht mehr bewältigen und reißt. Das klingt schmerzhaft, ist es aber nicht. Unschön ist nur das Resultat: Die Streifen, die sich dabei bilden, heißen Schwangerschaftsstreifen. Die Veranlagung dazu ist erblich, das heißt, dass manche Frauen von Natur aus mehr Probleme damit haben als andere. Das bedeutet aber nicht, dass Sie nichts dagegen tun könnten. Sie können diese Streifen so gering wie möglich halten, indem Sie nicht für zwei essen, Ihre Haut sorgsam pflegen und ab und zu eine Bindegewebsmassage durchführen.

Bindegewebsmassage

Beim Wort »Massage« beginnen wahrscheinlich Ihre Augen zu leuchten, aber um der Wahrheit die Ehre zu geben: Eine Bindegewebsmassage ist gar nicht so angenehm. Sie wirkt nämlich nur dann optimal, wenn sie ein bisschen wehtut. Nehmen Sie eine warme Dusche, reiben Sie sich mit Massageöl oder einer Feuchtigkeitscreme ein und nehmen Sie dann vorsichtig ein Stück Haut zwischen zwei Finger. Ziehen Sie leicht, bis es ein klein wenig wehtut. Auf diese Weise bearbeiten Sie nach und nach alle Stellen, an denen das Risiko von Schwangerschaftsstreifen besteht.

Leider wahr: Schwangerschaftsstreifen verschwinden nicht mehr. Sie sind nur nicht mehr so leicht zu erkennen, wenn Sie wieder besser in Form sind.

Neue Sommersprossen

Ihr Körper produziert während der Schwangerschaft besonders viele Pigmente. Das erkennen Sie daran, dass Sie vielleicht schneller braun werden als gewöhnlich, Ihre Sommersprossen stärker hervortreten oder sich sogar eine dunkle Schwangerschaftsmaske auf Ihrem Gesicht ausbreitet. Um solche Phänomene zu verhindern, sollten Sie sich während der Schwangerschaft keinem direkten Sonnenlicht aussetzen.

Gut eingecremt

Sie brauchen jetzt eine erstklassige Tages- bzw. Nachtcreme – das können Sie natürlich auch zum Vorwand nehmen, um sich ein bisschen zu verwöhnen. Suchen Sie nach einem Produkt, das Feuchtigkeit spendet und Extraschutz gegen UV-Strahlen bietet.

Erhöhte Talgproduktion

Während der Schwangerschaft produziert Ihr Körper mehr Talg. Daher sollten Sie Ihre Haut besonders sorgfältig reinigen. Nehmen Sie sich ab und zu ein Stündchen für die Körperpflege. Legen Sie sich ein warmes, feuchtes Handtuch aufs Gesicht (lassen Sie Mund und Nasenlöcher frei, damit Sie Luft bekommen). Nach zehn Minuten, wenn die Poren sich geöffnet haben, spülen Sie Ihr Gesicht mit Wasser ab, machen ein sanftes Peeling und waschen dieses gründlich ab. Legen Sie anschließend eine Gesichtsmaske auf und entspannen Sie während der Einwirkzeit bei einer Tasse Tee. Jetzt ist der überschüssige Talg weg – und Sie fühlen sich wie neugeboren!

Hautunreinheiten

Während der Schwangerschaft treten mehr Hautunreinheiten auf. Sie können sie mit einem Abdeckstift oder Make-up kaschieren. Ein leichtes Make-up ist oft besser, weil es nicht so fettig ist – Ihre Haut ist in der Schwangerschaft sowieso fettiger als sonst.

Rote Flecken

Nicht nur die Hautunreinheiten fallen ins Auge, auch rote Flecken im Gesicht sieht man jetzt stärker. Diese Flecken können Sie auch mit Make-up abdecken, aber noch besser wirkt ein pastellgrün getönter Puder, der speziell für diesen Zweck gedacht ist.

Eine volle Mähne

Normalerweise verlieren Sie ungefähr 100 bis 150 Haare am Tag. Während der Schwangerschaft sind es viel weniger. Es sieht also nicht nur so aus, als hätten Sie viel mehr Haar, Sie haben tatsächlich mehr. Allerdings ist das ein vorübergehendes Phänomen.

Waschen, färben, legen?

Früher hieß es, dass eine Schwangere alles mit ihren Haaren machen kann, was sie möchte. Später entdeckte man dann aber, dass alles, was in die Blutbahn kommt, auch zum Baby gelangt. Das ist natürlich nicht so gut. Theoretisch können die Chemikalien, die man zum Färben oder für die Dauerwelle verwendet, in die Blutbahn gelangen. Es gibt allerdings Leute, die das bestreiten. Sicherheitshalber sollten Sie darauf verzichten.

Gut zu wissen:

- 50 Prozent aller Frauen leiden unter kleinen roten Äderchen, die spinnwebartig auf ein Zentrum zulaufen – sogenannte »Gefäßsternchen« oder Spidernaevi.
- Studien haben gezeigt, dass die Technik beim Einmassieren einer Creme stärker über die Befeuchtung der Haut entscheidet als die teuersten Inhaltsstoffe.
- Dass Sie wahrscheinlich ein Mädchen erwarten, wenn Sie während der Schwangerschaft unter Pickeln leiden, ist ein Märchen.

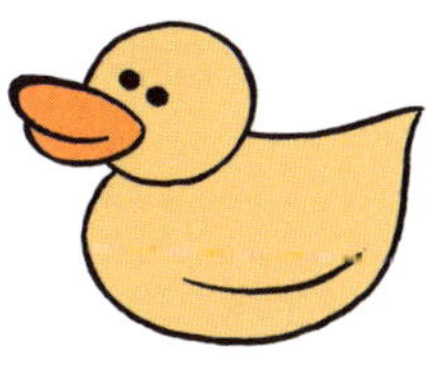

WOLKE SIEBEN

Sie sind schwanger, und alles ist bestens. Nichts kann schiefgehen, und die Welt ist eine einzige große Gemeinschaft von Menschen, die in Frieden und Harmonie zusammenleben. Die Blümchen blühen mitten im Winter, das Leben ist wundervoll. So stellen Schwangere sich das klassischerweise vor.

GPS-Koordinaten gesucht!

Weiß jemand, wo man diese berühmte Wolke findet? Hat jemand sie irgendwo gesichtet? Dann geben Sie uns die Koordinaten durch – damit helfen Sie unzähligen werdenden Müttern, die diese Wolke nie zu Gesicht bekommen.

Gewitterwolken

Bei Weitem nicht jede Frau erlebt diese friedliche, glückliche Stimmung so intensiv. Im Grunde gibt es fast keine, die während der Schwangerschaft nur auf Wolke sieben schwebt. Gewitterwolken treten viel deutlicher zutage.

Den Kopf in den Wolken?

Lange dachte man, dass Schwangere vorübergehend weniger intelligent seien. Tja, nun ist es wissenschaftlich erwiesen: Werdende Mütter sind sogar noch schlauer. Logisches und analytisches Denken verbessern sich. Dass diese Wirkung durch die erhöhte Vergesslichkeit für andere nicht so offensichtlich ist … das vergessen Sie am besten.

» Erst jetzt, bei meiner dritten Schwangerschaft, schwebe ich auch mal auf Wolke sieben. Allerdings muss ich dazu sagen, dass sie sich oft mit schwarzen Wolken abwechselt. Entweder ich bin gut gelaunt und sehe überall Blümchen – oder aber ich bin total deprimiert. Doch die rosaroten Momente genieße ich total. Habe ich das endlich auch mal erlebt … «

Femke, schwanger

Warum das Märchen von der rosaroten Brille?

Wenn Menschen ein Gefühl erleben, das sie nicht erleben wollen, bagatellisieren sie es oder leugnen es sogar – das ist ein psychologisches Phänomen. Als Mutter in spe »dürfen« Sie nicht an Ihrer Schwangerschaft zweifeln oder sich wegen der Stillzeit sorgen. Sie »müssen« jede Sekunde genießen und laut jubelnd Ihre Freude bekunden. Dieses Spiel machen wir ganz unbewusst mit. Und je fröhlicher die anderen Mütter wirken, umso mehr tun Sie es auch. Das »muss« schließlich so sein. Glücklicherweise ist es uns heutzutage eher gestattet, auch mal an unserer Mutterschaft zu zweifeln und zuzugeben, dass wir nicht ständig auf Wolken schweben. Und in Ihrem Herzen wissen Sie ja, dass Sie sich im Grunde unbändig freuen.

Rosarote Aura

Menschen, die Auren sehen, behaupten, dass sie an Schwangeren tatsächlich einen rosaroten Schimmer und ein rosiges Glühen rund ums Baby entdecken.

Rosarote Kuschelwolken

Wenngleich die meisten Frauen nicht ständig auf Wolke sieben schweben, sehen sie doch immer wieder die kleinen Kuschelwölkchen. Sie werden merken, dass Sie die Welt umso kuscheliger finden, je näher das Ende des zweiten Trimesters rückt. Sie sehen eher die netten Seiten des Lebens als die harten Kanten. Wenn Sie sich früher über bestimmte Charaktereigenschaften eines Menschen geärgert haben, nehmen Sie jetzt eher seine positiven Seiten wahr. Wenn Sie Ihre Wohnungseinrichtung früher geradlinig und schlicht mochten, würden Sie jetzt am liebsten überall Bilder und Kerzen verteilen. Wahrscheinlich wollen Sie auch immer öfter die Leute in Ihrer nächsten Umgebung an sich drücken.

Gut zu wissen:

- Diese rosarote Brille ist nicht nur biologisch bedingt – auch Adoptiveltern ist sie bekannt.

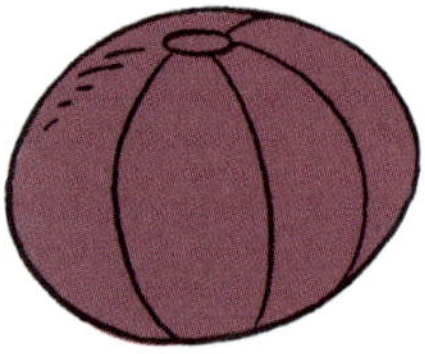

ULTRASCHALL, PRÄNATALDIAGNOSTIK UND MEHR

Während der Schwangerschaft werden Sie und das Baby durch die Hebamme oder einen Frauenarzt medizinisch überwacht, und zwar durch Gespräche, aber auch durch körperliche Untersuchungen: Ultraschalluntersuchungen in verschiedensten Formen, Chorionzottenbiopsie, Nackenfaltenmessungen, Kombinationstests, Amniozentese (Fruchtwasseruntersuchung) etc.

Einfaches Screening oder Pränataldiagnostik?

Während einer gesunden Schwangerschaft haben Sie gesetzlichen Anspruch auf zehn Vorsorgeuntersuchungen: bis zur 32. Woche einmal im Monat, danach alle zwei Wochen. Dazu gehören auch drei Ultraschalluntersuchungen – in der 10., 20. und 30. Woche. Bei der Ultraschalluntersuchung in der 20. Woche wird festgestellt, ob eventuell doch eine erhöhte Wahrscheinlichkeit besteht, dass das Baby krank ist – aber nicht, ob tatsächlich eine Fehlbildung vorliegt. Im Falle von Auffälligkeiten werden weitere Tests durchgeführt – ansonsten liegt es bei Ihnen, ob Sie weitere Pränataldiagnostik wünschen. Wenn die Wahrscheinlichkeit einer Missbildung groß ist, kommt intensivere Pränataldiagnostik zum Einsatz, zum Beispiel Chorionzottenbiopsie und Fruchtwasseruntersuchung. Das Ergebnis dieser Tests ist zu nahezu 100 Prozent zuverlässig.

Im Folgenden finden Sie eine Übersicht über die gängigen Untersuchungsmethoden:

Screening: Ultraschalluntersuchung in der 20. Woche

- **Was ist das Ziel?**
  Feststellen, ob die Wahrscheinlichkeit einer angeborenen Behinderung erhöht ist.
- **Wann wird der Test durchgeführt?**
  Um die 20. Schwangerschaftswoche.
- **Was genau wird untersucht?**
  Bei dieser Ultraschalluntersuchung wird der Körper des Babys gründlich angesehen: jedes Organ, die Knochen, der Abstand zwischen den verschiedenen Organen und vieles mehr. Sie können die Herzkammern und die Blutzufuhr in das Herz Ihres Kindes sehen! Dabei wird aufgezeichnet, ob eine erhöhte Wahrscheinlichkeit von offenem Rücken (Spina bifida), Wasserkopf, Herzfehler, eventuellem Zwerchfellbruch etc. vorliegt.

Screening: Blutuntersuchung mit Nackenfaltenmessung

- **Was ist das Ziel?**
  Frühzeitige Erkennung des Down-Syndroms.
- **Wann wird der Test durchgeführt?**
  Zwischen der 11. und 14. Schwangerschaftswoche.
- **Was genau wird untersucht?**
  Bei der Blutuntersuchung sucht man nach zwei bestimmten

Hormonen. Die Nackenfaltenmessung wird per Ultraschall durchgeführt. Die Nackenfalte ist ein dünner, flüssigkeitsgefüllter Hohlraum direkt unter der Haut im Genick des Babys. Je dicker dieser Hohlraum, umso größer die Wahrscheinlichkeit einer Missbildung. Beide Testergebnisse zusammen zeigen, ob eine erhöhte Wahrscheinlichkeit besteht, dass das Kind zum Beispiel am Down-Syndrom leidet. Wenn ja, wird eine Chorionzottenbiopsie oder eine Fruchtwasseruntersuchung durchgeführt.

Pränataldiagnostik: Amniozentese (Fruchtwasseruntersuchung)

- **Was ist das Ziel?**
  Feststellen der häufigsten Formen von offenem Rücken oder Schädeldefekten.
- **Wann wird der Test durchgeführt?**
  Um die 15. Schwangerschaftswoche.
- **Was genau wird untersucht?**
  Mit einer langen dünnen Nadel wird durch die Bauchdecke Fruchtwasser abgenommen. Die Zellen, die sich im Fruchtwasser befinden, werden auf Chromosomenanomalien untersucht. Eine erhöhte Menge von Alpha-Fetoproteinen kann zum Beispiel auf offenen Rücken oder andere körperliche Missbildungen hindeuten.

Pränataldiagnostik: Chorionzottenbiopsie

- **Was ist das Ziel?**
  Feststellen von Chromosomenanomalien.
- **Wann wird der Test durchgeführt?**
  In der 11. Woche durch den Gebärmuttermund (also durch die Vagina) oder in der 12. Woche durch die Bauchdecke.
- **Was genau wird untersucht?**
  Mit einer Nadel werden Zellen von der Plazenta entnommen. Diese Zellen weisen fast immer denselben Chromosomensatz auf wie das Baby.

Die Ultraschalluntersuchung

Früher musste man neun Monate lang warten, bis man sein Baby endlich sehen konnte. Heutzutage können Sie dank Ultraschallbildern die gesamte Schwangerschaft mitverfolgen. Das Ultraschallgerät sendet hochfrequente Schallwellen aus – so hoch, dass Menschen sie nicht mehr hören können –, die durch die Organe reflektiert werden. Ein Computer wandelt die Ergebnisse in ein Bild um. Mittels einer Ultraschalluntersuchung kann schon ab der 7. Woche der Geburtstermin bestimmt werden.

» *Auf einmal sah ich, wie sie die Nabelschnur packte und hin und her bewegte. Es sah aus, als würde sie tanzen. Super, Mädchen, weiter so!* «

Xaviera, schwanger

Die totale Dimension der Ultraschallbilder

Ultraschallbilder gibt es heutzutage als Schwarz-Weiß-Bilder in 2-D, ohne Tiefe, aber auch in 3-D, auf denen man das Baby dreidimensional sehen und auch das Gesicht gut erkennen kann. Und beim 4-D-Ultraschall können Sie sogar das Herz klopfen hören!

Zusätzliche Ultraschalluntersuchungen

Auf Wunsch kann Ihr Frauenarzt weitere Ultraschalluntersuchungen durchführen, die nicht zu den gesetzlichen Vorsorgeuntersuchungen gehören und die Sie deshalb selbst bezahlen müssen. Mit diesen Untersuchungen können Sie Ihre Neugier befriedigen und wirklich jedes Stadium der Schwangerschaft mitverfolgen. Die Bilder bzw. Filme, die dabei gemacht werden, können Sie mit nach Hause nehmen und an Angehörige und Freunde verschicken!

Gut zu wissen:

- Bei einer Fruchtwasseruntersuchung liegt das Risiko einer Fehlgeburt bei 0,3 Prozent, bei einer Chorionzottenbiopsie durch die Vagina beläuft es sich auf 0,5 Prozent, und bei der Chorionzottenbiopsie durch die Bauchwand sind es unter 0,5 Prozent.
- Wissenschaftler versuchen, eine sicherere Testmethode zu entwickeln, bei der die fetale DNA aus dem Blut der Mutter isoliert wird.
- Jede Frau hat gesetzlichen Anspruch auf die genannten Vorsorgeuntersuchungen.

DIE PLAZENTA

Die Plazenta, auch Mutterkuchen oder Nachgeburt genannt, stellt die meiste Zeit der Schwangerschaft über die wichtigste Nahrungsquelle für Ihr Baby dar. Früher wurden der Nachgeburt mystische Eigenschaften nachgesagt. Heute wissen wir, dass sie nicht viel mehr ist als die menschliche, weiterentwickelte Version einer Schicht im Inneren einer Eierschale. Oder unterschätzen wir die Kraft der Plazenta?

Größe und Funktion

Die Plazenta wiegt gegen Ende der Schwangerschaft ungefähr 500 Gramm, hat einen Durchmesser von 20 Zentimetern und ist 2,5 Zentimeter dick. Sie produziert zunächst das Hormon Progesteron (den Weichmacher) und danach Östrogen. Abgesehen von der Hormonproduktion ist ihre vornehmliche Funktion die Weitergabe von Nährstoffen an das Baby. Alles, was Sie essen und trinken, gelangt über Ihr Blut bzw. die Plazenta zu Ihrem Kind. Außerdem schützt der Mutterkuchen das Baby gegen Infektionen und versorgt es mit Sauerstoff.

Wenn Sie entbunden haben, müssen Sie noch mal pressen

Bei der Entbindung hat man eigentlich nur eines im Sinn: das Baby aus dem Bauch zu kriegen. Manchmal es ist dann ziemlich ernüchternd, wenn die Hebamme einem sagt, dass man noch mal pressen soll, um die Nachgeburt auszustoßen. Kaum glaubt man, man hätte es hinter sich … Doch

das Pressen bei der Nachgeburt ist nicht mit der richtigen Entbindung zu vergleichen. Einmal ordentlich gepresst, ein bisschen Unterstützung von der Hebamme, und fertig!
Bei genauerer Betrachtung ähnelt die Plazenta einem riesigen Kohlblatt. Die Hebamme sieht sich die Nachgeburt an und stellt fest, ob sie auch wirklich komplett ausgestoßen wurde. Es ist sehr wichtig, dass nichts abreißt und in der Gebärmutter zurückbleibt.

Stoffwechselstörungen in der Schwangerschaft (EPH-Gestose)

Wenn alles in Ordnung ist, fungiert die Plazenta als eine Art Durchreiche, durch die Ihr Kind Nährstoffe und Sauerstoff bekommt. Doch in manchen Fällen läuft dieser Vorgang nicht optimal ab. Forscher vermuten den Grund darin, dass die Plazenta zu Beginn der Schwangerschaft nicht ausreichend mit Blut versorgt wurde. Dadurch konnten sich die Blutgefäße nicht so gut entwickeln: Sie sind kleiner und ziehen sich leichter zusammen, so dass die Weitergabe der Nährstoffe erschwert wird.

Gut zu wissen:

- Angeblich soll der amerikanische Schauspieler Tom Cruise die Plazenta seines Kindes nach der Geburt aufgegessen haben, weil sie so nährstoffreich ist.
- Meist sitzt die Plazenta oben in der Gebärmutter.
- Der Mutterkuchen besteht aus zwei Teilen: der kindlichen und der mütterlichen Seite. Die beiden Teile weisen einen getrennten Blutkreislauf auf.

LUST AUF SEX – ODER AUCH NICHT

Na gut, Sie werden Mutter – aber natürlich sind und bleiben Sie auch eine Frau, und dazu gehört auch Ihre Libido. Sex während der Schwangerschaft kann Ihrem Baby nicht schaden. Medizinisch gesehen gibt es also keinen Grund, warum Sie nicht mit Ihrem Partner schlafen sollten. Trotzdem – so richtig sexy fühlen Sie sich ja wahrscheinlich nicht mit Ihrem dicken Bauch. Und dann kommt auch noch die Psyche ins Spiel …

Entspannter Sex

Vielleicht haben Sie monatelang auf die Uhr geguckt und hatten ständig das Thermometer in der Hand – nur um sicherzugehen, dass Sie diesmal auch bestimmt schwanger werden. Das ist natürlich nicht sonderlich romantisch. Jetzt sind Sie schwanger, der »Sex nach Plan« ist vorüber, und Sie können wieder ganz zwanglos genießen.

Orgastischer Sex

Während der Schwangerschaft ist die Vagina besonders stark durchblutet und leicht geschwollen. Viele Frauen stellen fest, dass ihre Libido in dieser Zeit merklich zunimmt. Die Durchblutung macht den Sex besser und lustvoller denn je. Frauen, die früher nicht durch bloße Penetration zum Orgasmus kommen konnten, gelingt das jetzt manchmal. Leider weisen wir aber nicht alle eine so aktive Libido während der Schwangerschaft auf. Wenn Sie zu den Glücklichen gehören, genießen Sie es! Und wenn Sie nicht dazugehören … dann sieht das

Leben nach der Entbindung auch zwischen den Bettlaken wieder ganz anders aus.

Sex mit Milch

Ein etwas unangenehmer Gedanke ist der, dass Ihnen beim Orgasmus Milch aus den Brüsten spritzen kann. Versuchen Sie es mit Humor zu nehmen.

Schatz, ich stoße gegen das Baby!

Ein Wort an die Männer: Sie müssen keine Angst haben, dass Sie das Baby mit Ihrem Penis berühren könnten. Wir wollen Ihr bestes Stück ja nicht runtermachen, aber so lang ist er nun doch nicht. Außerdem befinden sich zwischen Baby und Eichel immer noch der Gebärmutterhals, die Fruchtblase und das Fruchtwasser – das ist mehr als genug Puffer. Richtig hart zustoßen ist aber trotzdem nicht angesagt – nicht weil Sie dann das Baby treffen, sondern weil es Ihrer Partnerin wehtun kann.

Vergessen Sie die Missionarsstellung

Für alle Paare, die über die Missionarsstellung nie hinausgekommen sind, ist jetzt die Zeit gekommen, andere Varianten zu testen. Direkt aufeinander zu liegen geht nicht mehr, weil der Bauch im Weg ist. Probieren Sie es von hinten, von der Seite und im Sitzen. Wer weiß, vielleicht entdecken Sie jetzt ganz neue Stellungen, die Ihnen auch nach der Schwangerschaft noch viel Vergnügen machen werden!

Kein Sex

- wenn die Hebamme oder der Gynäkologe es verbieten
- bei Blasensprung
- wenn das Risiko einer Fehlgeburt groß ist
- bei Blutungen

Gut zu wissen:

- Nach der Entbindung können Sie wieder Sex haben, sobald der Wochenfluss aufgehört hat.
- In diversen Internetforen kann man lesen, wie sich Schwangere darüber beklagen, dass ihr Partner keinen oder nur wenig Sex will – in den Internetforen, in denen sich die Männer austauschen, hört man genau das Gegenteil.
- Genießen Sie den Sex in der Schwangerschaft: Untersuchungen haben ergeben, dass 70 Prozent der jungen Eltern nach der Geburt weniger Sex haben.

MÄNNLICHE EMOTIONEN

Die Gefühle des Vaters in spe werden leider noch immer stiefmütterlich behandelt. Vielleicht ist das aber auch ganz logisch, weil sich der Körper der Frau nun mal stark verändert, der männliche aber nicht. Oder etwa doch? Wussten Sie, dass in Studien festgestellt wurde, dass fast 50 Prozent der Männer körperliche Schwangerschaftsbeschwerden haben?

Das Couvade-Syndrom

Manche Männer erleben die Schwangerschaft so intensiv mit, dass sie selbst Symptome aufweisen: Sie klagen zum Beispiel über Rückenschmerzen, Verdauungsstörungen oder veränderten Appetit. Wie ihre schwangere Partnerin haben sie das Bedürfnis, abends die Beine hochzulegen, und essen plötzlich ganz andere Sachen als früher. Hier ist nicht die Rede von einer modernen Schwangerschaftsversion des metrosexuellen Mannes, sondern von einem Phänomen, das sich bei ziemlich vielen Männern zeigt und nichts mit Trends zu tun hat. Das Couvade-Syndrom ist ein ebenso physisches wie psychisches Phänomen, das viel zu oft belächelt und abgetan wird. Dabei hat man bei betroffenen Männern sogar hormonelle Veränderungen gemessen!

Männlichkeit durch Fruchtbarkeit?

Viele Männer fühlen sich besonders männlich, wenn sie in der Lage sind, ein Kind zu zeugen, und berichten voller Stolz, dass sie ihre Partnerin geschwängert haben. Meine Herren, wenn Sie zu dieser Gruppe gehören, können wir Ihnen versichern: Es gibt keine Frau, die ihren Mann plötzlich männlicher findet, bloß weil sie schwanger ist. Solche prahlerischen Reden kommen bei Frauen auch nicht wirklich gut an. Andererseits gibt es auch Männer, die an ihrer Männlichkeit zweifeln, wenn sie nur schwer oder gar nicht imstande sind, Kinder zu zeugen.

Ein bisschen weniger Testosteron

Sie brauchen nicht unter dem Couvade-Syndrom zu leiden, um während der Schwangerschaft Ihrer Partnerin hormonelle Veränderungen zu erleben. Tatsächlich lässt sich ein Sinken des Testosteronspiegels feststellen. Ebenfalls zu beobachten ist eine Zunahme der weiblichen Hormone, zum Beispiel von Prolaktin, einem Hormon, das eine wichtige Rolle beim Stillen spielt. Aber zu behaupten, dass Männer stillen könnten, ginge sicher zu weit. Laut Studien können manche Männer zwar eine Art Milch produzieren. Das ist dann aber eine Laune der Natur, und diese Milch würde nicht ausreichen, um ein Baby zu ernähren.

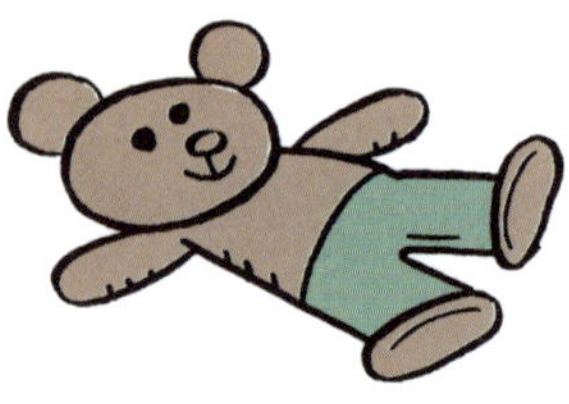

GEBRAUCHSANWEISUNG FÜR IHN: SO SCHAFFEN SIE'S OHNE GENÖRGEL

Eine Schwangere sitzt in einer hormonellen Achterbahn und kann auf das Verständnis ihrer Umgebung rechnen. Aber ihr Partner? Der hat es auf eine andere Art schwer. Bei ihm setzt man voraus, dass er die Zähne zusammenbeißt, seiner Frau jederzeit beisteht und sich verständnisvoll gibt. Auch wenn er mitten in der Nacht mit der Frage geweckt wird, warum er denn den Müll immer noch nicht rausgebracht hat. Wenn Männer die folgenden Tipps beherzigen, können sie besser mit dem Genörgel ihrer Partnerin umgehen:

- Bringen Sie ihr das Frühstück ans Bett und schenken Sie ihr regelmäßig Blumen (keine große Mühe – und hilft wirklich).
- Machen Sie ihr Komplimente (allgemeine Bemerkungen wie »Wie schön du wieder aussiehst«, aber bloß keine Anspielungen auf ihre Figur!).
- Sagen Sie ja und denken Sie nein (auf die Art haben Sie's am schnellsten hinter sich).
- Verabreden Sie sich mit Freunden, wenn sie gerade extreme Hormonschwankungen durchmacht.
- Beklagen Sie sich nicht. Beklagen Sie sich nie. (Das ist im Grunde Regel Nummer 1!)

Gar nicht so gemeint

Ganz im Ernst: Es kann gut sein, dass Ihre schwangere Partnerin ab und zu bissige oder peinliche Bemerkungen fallen lässt. Manche Frauen fangen in der Schwangerschaft sogar an zu zweifeln, ob ihre Beziehung überhaupt noch Zukunft hat. Halten Sie sich immer vor Augen, dass Ihre Partnerin unter Hormoneinfluss steht. Das mag sich übertrieben anhören, ist es aber nicht. Nach dem plötzlichen Anstieg (neuer) Hormone muss sie sich erst wieder in ihrem Körper und ihrer Psyche zurechtfinden. Sie sagt mitunter Dinge, die sie gar nicht so meint. Kinder und Betrunkene sagen die Wahrheit, heißt es – eine Schwangere lügt zwar nicht absichtlich, aber vielleicht sagt sie Dinge, die sie in dem Moment zu meinen glaubt, aber langfristig meint sie sie dann doch nicht so.

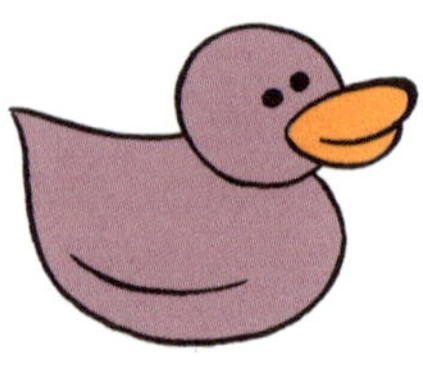

DOS AND DON'TS

Mehr davon:

- ballaststoffreiche Nahrung
- Vitamine
- Folsäure (bis zur 10. Schwangerschaftswoche)
- gesunde Mischkost

Gar nicht:

- Rohmilchkäse
- nicht durchgebratenes Fleisch
- rohes Fleisch
- doppelte Portionen
- Alkohol
- Fisch, der mit Quecksilber belastet sein könnte, zum Beispiel frischer Thunfisch, Hai und Schwertfisch

Nicht zu viel (bis gar nicht):

- Kaffee
- schwarzer Tee

Vorsicht bei:

- größeren Mengen Zimt
- Lakritze (ein Stückchen schadet nicht, aber bitte keine ganze Tüte!)
- Leber

Täglich:

- Brot (ca. 200 Gramm)
- Kartoffeln, Reis, Nudeln oder Hülsenfrüchte (ca. 200 Gramm)
- Gemüse (ca. 200 Gramm)
- Obst (ca. 200 Gramm)
- Milchprodukte: 0,4 Liter Milchprodukte und 20 Gramm Käse
- Getränke: 1,5 Liter (inklusive Milch)

Das sind die Minimalmengen. Wenn Sie sehr hungrig sind, können Sie ruhigen Gewissens ein Butterbrot, eine Kartoffel, ein Glas Milch oder ein Stück Obst extra zu sich nehmen. Wöchentlich sollten Sie übrigens nicht mehr als drei Eier verzehren. **Achtung:** Indem Sie regelmäßig Äpfel essen, verringern Sie die Wahrscheinlichkeit, dass Ihr Baby später an Allergien leidet.

Bloß nicht:

- rauchen
- schwere Dinge heben
- einengende Unterwäsche tragen
- ohne Absprache mit dem Hausarzt Medikamente einnehmen
- das Katzenklo reinigen
- ohne Handschuhe im Garten arbeiten

Unbedingt:

- immer in Bewegung bleiben
- Haut, Haare und Zähne besonders sorgfältig pflegen
- abends die Beine hochlegen
- sich selbst verwöhnen
- sich Pausen gönnen!

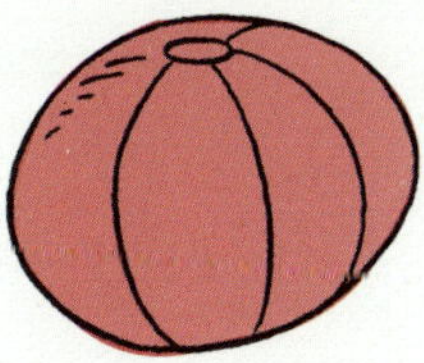

DIE ERSTAUSSTATTUNG

Für eine Hausgeburt:

- ☐ 1 Entbindungspaket (von der Krankenkasse)

Für die Pflege:

- ☐ 6 Flanellwindeln (als Unterlage für den Kopf des Babys)
- ☐ 6 Lätzchen
- ☐ 6 Waschlappen
- ☐ 6 Windeln (zum Abtrocknen des Babys)
- ☐ 1 Wickelauflage
- ☐ 2 Hüllen für die Wickelauflage
- ☐ 1 Babywanne (mit Ständer) oder Badeeimer
- ☐ 1 Badethermometer
- ☐ 1 Waschschüssel
- ☐ 1 Windeleimer
- ☐ 2 Bademäntel
- ☐ 1 Packung Wegwerfwindeln für Neugeborene
- ☐ 1 Fieberthermometer
- ☐ Pflegeprodukte (Babysalbe, Babyseife, Babyöl bzw. Babylotion)
- ☐ 1 Baby-Haarbürste
- ☐ 1 Nagelschere mit abgerundeten Spitzen (erst nach 6 Wochen benutzen)

Zum Schlafen:

- ☐ 1 Babybett/Wiege
- ☐ 1 Matratze
- ☐ 1 Matratzenschoner
- ☐ 3 Laken oder Spannbetttücher
- ☐ 3 Moltontücher (als »Spucktücher«)
- ☐ 2 Woll- oder Baumwolldecken oder 1 Duodecke
- ☐ 2 Wärmflaschen (mit Schutzbezug)
- ☐ 2 Babyschlafsäcke
- ☐ 1 Babyfon

Zum Anziehen:

- ☐ 6 Strampelanzüge (2 in Größe 50, 4 in 56)
- ☐ 3 komplette Ausstattungen
- ☐ 2 Mützen
- ☐ Socken

Zum Stillen:

- ☐ 2 Still-BHs
- ☐ Stillkompressen
- ☐ Stillkissen

Für die Ernährung mit der Flasche:

- ☐ 4 Sauger
- ☐ 4 Fläschchen
- ☐ Flaschenwärmer
- ☐ 1 Messbecher mit Deckel (nur für die Nacht)
- ☐ 1 Flaschenbürste
- ☐ Flaschennahrung

Wenn Sie keine Wegwerfwindeln benutzen wollen:

- ☐ 12 extra saugstarke Windeln
- ☐ 12 dickere Windelhöschen
- ☐ 1 Rolle Klebeband
- ☐ 1 Packung Einlegewindeln
- ☐ 1 Windeleimer
- ☐ 6 Strickwindeln

Für das Wohnzimmer:

- ☐ Wippstuhl
- ☐ Laufstall
- ☐ Laufstalldecke

Für Ausflüge ins Freie:

- ☐ Kinderwagen
- ☐ Kindersitz fürs Auto
- ☐ Reisebett

Für das Kinderzimmer:

- ☐ Schrank
- ☐ Kommode
- ☐ Regal

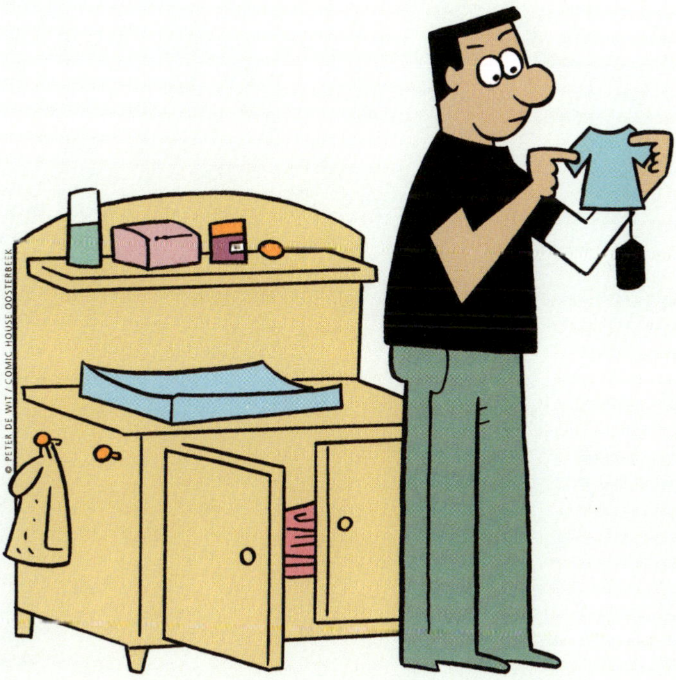

Von Woche zu Woche: Oje, ich wachse in deinem Bauch!

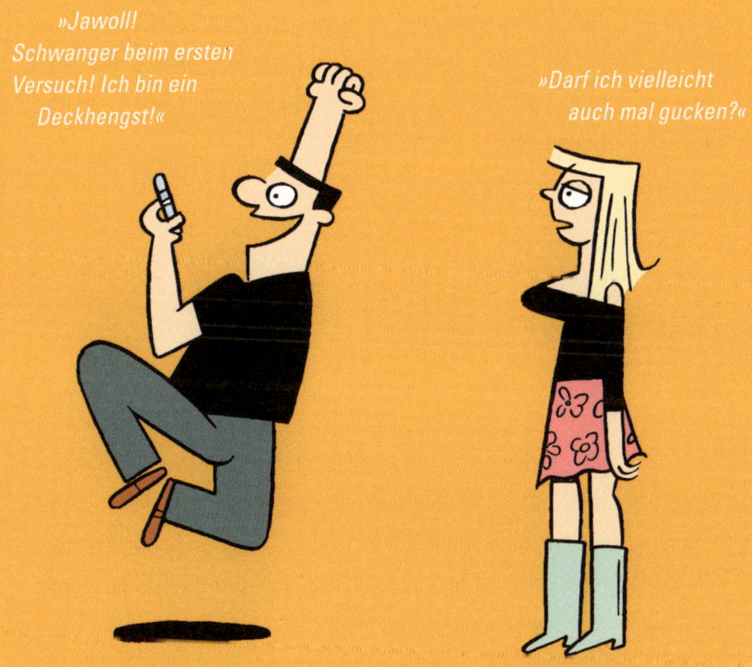
»Jawoll! Schwanger beim ersten Versuch! Ich bin ein Deckhengst!«
»Darf ich vielleicht auch mal gucken?«

1. WOCHE

Diese Woche ist etwas Besonderes: Sie zählt als erste Woche, obwohl Sie noch gar nicht schwanger sind! Es gibt aber einen guten Grund, warum der Beginn der Schwangerschaft ab diesem Zeitpunkt gerechnet wird. Sie können nämlich nie genau sagen, an welchem Tag Sie schwanger geworden sind. Um alle Zweifel auszuschließen, legt man als Schwangerschaftsbeginn den ersten Tag der letzten Menstruation fest. Dann ist davon auszugehen, dass Sie 40 Wochen später entbinden. Eine gesunde Schwangerschaft dauert zwischen 37 und 42 Wochen. Und jetzt wissen Sie auch warum: Die drei Wochen »weniger« oder zwei Wochen »mehr« sind auf den Moment des Eisprungs zurückzuführen.
Nehmen Sie bis zur 10. Schwangerschaftswoche Folsäure ein. Auf diese Weise verringern Sie das Risiko von Missbildungen beim Baby, zum Beispiel einen offenen Rücken (Spina bifida).

2. WOCHE

Eisprung und Befruchtung

Frauen, die eine durchschnittliche Zykluslänge von vier Wochen haben, müssten am Ende der 2. Woche ihren Eisprung haben. Von der Gebärmutter gehen zwei schmale Kanäle ab, die Eileiter, an deren Ende sich die Eierstöcke mit den Eizellen befinden. Jeden Monat reift ein Eibläschen heran, platzt auf (»springt«) und gibt die Eizelle frei – das ist der Vorgang, den man als Eisprung bezeichnet. Die Eizelle wandert durch den Eileiter

Richtung Gebärmutter. Dort (oder auch schon auf dem Weg dorthin) wird sie befruchtet und entwickelt sich zu einem neuen Leben.

• • • • •

3. WOCHE

Die ersten Anzeichen?

Vielleicht merken Sie jetzt schon, wie Ihr Körper und auch Ihre Stimmung von Hormonen beeinflusst werden. Sie können noch keinen Schwangerschaftstest machen, spüren aber vielleicht, dass mit Ihrem Körper irgendetwas anders ist als sonst. Ab dem Moment, in dem die Eizelle befruchtet wurde, macht sich Ihr Körper eifrig daran, dem Baby einen sicheren Platz in der Gebärmutter zu schaffen.

- Die ersten Anzeichen für eine Schwangerschaft sind meist Übelkeit und spannende oder schmerzende Brüste.

• • • • •

4. WOCHE

Test, Test!

Die Zeit, die Sie abwarten mussten, bis Sie endlich einen Schwangerschaftstest machen können, kam Ihnen endlos vor. Aber jetzt ist es so weit. Am Ende dieser Woche können Sie, sobald Ihre Menstruation einen Tag überfällig ist, einen Test durchführen!

Oje, ich wachse!

Bei der Befruchtung sind Ei- und Samenzelle miteinander verschmolzen und haben sich seitdem schon unzählige Male geteilt. Aus 2 Zellen werden 4, aus 4 werden 8, aus 8 werden 16. Mittlerweile ist es ein richtiger Zellklumpen geworden. Um den 25. Tag geschieht etwas Besonderes: Der Zellklumpen teilt sich in drei Schichten: Aus der obersten entwickeln sich das Nervensystem und die Sinnesorgane, aus der mittleren die Muskeln, Blutgefäße, Nieren, Geschlechtsorgane und Knochen und aus der untersten die Atemwege und das Verdauungssystem. Nun bekommt der Zellklumpen auch einen anderen Namen: Ab jetzt wird er Embryo genannt!

➤ Was Sie jetzt tun sollten

Lesen Sie auf Seite 83 nach, was Sie jetzt (nicht) essen, trinken und tun sollten!

• • • • •

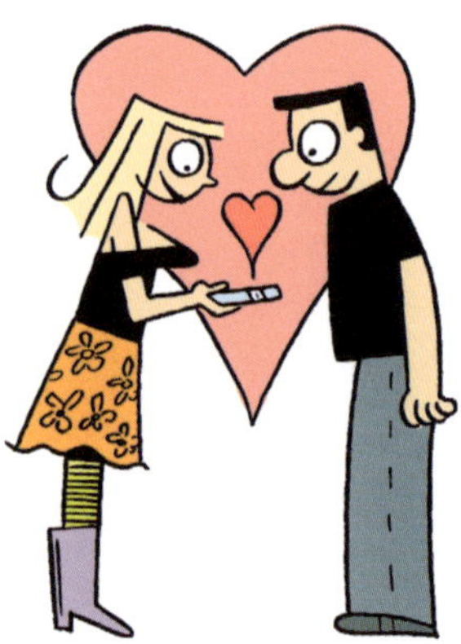

5. WOCHE

Ihr Bauch verändert sich – Sie auch

Als hätten Sie mit der emotionalen Umstellung, dass Sie Mutter werden, noch nicht genug zu tun, verändert sich auch Ihr Körper von Tag zu Tag. Eventuell leiden Sie immer stärker unter den Auswirkungen des Hormons HCG, das die meisten Schwangerschaftsbeschwerden verursacht. Vielleicht haben Sie schon allen erzählt, dass Sie schwanger sind, vielleicht haben Sie aber auch beschlossen, es für sich zu behalten, bis die Gefahr einer Fehlgeburt geringer geworden ist. Das liegt ganz bei Ihnen. Solange Sie den Start in eine wunderbare neue Lebensphase genießen, ist alles bestens.

Oje, ich wachse!

Wenn Sie einen Blick in Ihren Bauch werfen könnten, wären Sie ziemlich überrascht! Innerhalb weniger Wochen hat sich dort eine enorme Entwicklung abgespielt: von zwei Zellen bis zum Embryo mit ersten Arm- und Beinansätzen! Letzte Woche sah Ihr Kind fast noch aus wie eine Kaulquappe. Jetzt entstehen schon Formen, die sich zu Armen und Beinen entwickeln werden.

- Länge des Kindes: 2 Millimeter

› Was Sie jetzt tun sollten

Erkundigen Sie sich in Ihrem Bekanntenkreis nach einer guten Hebamme!

6. WOCHE

Pflegen Sie Ihren Körper

Die durch die Schwangerschaft bedingten Veränderungen Ihres Körpers beginnen Sie jetzt nicht mehr nur zu fühlen, sondern auch zu sehen. Ihre Brüste sind größer, und Sie haben eventuell mehr Pickel, Sie strahlen – oder aber sehen vielleicht ziemlich mitgenommen aus. Das ist alles ganz normal, wenn man schwanger ist. Der Beginn der Schwangerschaft wird von den meisten unterschätzt, nach dem Motto: Man kann noch keinen dicken Bauch sehen, also ist der Zustand auch noch nicht beschwerlich. Unsinn! Genießen Sie Ihre Schwangerschaft, aber achten Sie genau auf die Signale Ihres Körpers. Was Sie dabei feststellen, sollten Sie nicht übergehen. Lassen Sie es ruhig angehen und verwöhnen Sie sich.

Oje, ich wachse!

Wenn Sie in Ihren Bauch hineinhorchen könnten, würden Sie den Herzschlag Ihres Kindes hören! Ab dieser Woche klopft sein Herz, und es weist auch schon einen primitiven Blutkreislauf auf. Das bedeutet aber noch nicht, dass das Herz das Blut tatsächlich durch den kleinen Körper pumpt – dafür wäre es noch zu früh. Doch die Grundlage für den Kreislauf ist gelegt, und er wird sich in den nächsten Wochen weiterentwickeln. Auch das Herz entwickelt sich weiter, damit Ihr Kind eines Tages außerhalb Ihres Bauches überleben kann.

• • • • •

7. WOCHE

Platz da!

Auch wenn Ihr Kind noch nicht sehr groß ist, Ihre Gebärmutter ist es bereits! Wahrscheinlich haben Sie schon gemerkt, dass Sie öfter zur Toilette gehen müssen (oder glauben, Sie müssten). Das kommt daher, dass die Gebärmutter auf die Blase drückt. So haben Sie das Gefühl, dass Sie Wasser lassen müssten. Ihr Bauch – mit allem, was darin ist – muss sich ganz neu ordnen, alles verschiebt sich ein wenig. Das Baby braucht Platz! In den nächsten Monaten wird Ihr Körper noch viel mehr Raum schaffen müssen. Meistens verursacht das weiter keine Beschwerden, aber Sie spüren es.

Oje, ich wachse!

Ihr Kind entwickelt jetzt eine Oberlippe. Sein ganzes Gesicht beginnt sich herauszubilden und wird in der nächsten Zeit immer weiter verfeinert. Auch an seinem Kopf ist schon eine Menge entwickelt. Das Gehör ist bereits angelegt, auch wenn der Embryo jetzt noch nichts hören kann, das dauert noch einmal 14 Wochen. Das Herz verfügt über vier Herzkammern und kann bereits Blut pumpen. Sie merken es schon: Ihr Kind bekommt langsam Ähnlichkeit mit einem kleinen Menschen. Es ist sogar schon so kräftig, dass es sich in dieser Woche zum ersten Mal aus eigener Kraft bewegen kann! Leider spüren Sie das jetzt noch nicht – der Embryo hat noch so viel Platz, dass Sie die Bewegung nicht fühlen können. Die Ansätze haben sich inzwischen zu Armen und Beinen entwickelt. An den Armen sitzen schon Hände mit kleinen Fingern, an den Beinen Füße mit kleinen Zehen!

- Länge des Kindes: 1 Zentimeter

› Was Sie jetzt tun sollten

Vereinbaren Sie einen Termin für die erste Vorsorgeuntersuchung.

8. WOCHE

Das Sandmännchen kommt immer öfter zu Besuch

Vielleicht sind Sie seit dem ersten Schwangerschaftstag müde, vielleicht gehören Sie aber auch zu der Kategorie von Schwangeren, die die reinsten Energieschübe bekommen haben. Es ist aber völlig normal, wenn Sie sehr müde sind. Meist werden Sie vom Schlafbedürfnis regelrecht überfallen – dann stattet Ihnen das Sandmännchen zu den unpassendsten Momenten einen Besuch ab. Indem Sie sich regelmäßig Ruhe gönnen, können Sie dem ein wenig vorbeugen.

Oje, ich wachse!

Diese Woche schenkt das Kind der Entwicklung seiner Knochen besondere Aufmerksamkeit. Es hat bereits ein Skelett aus flexiblen, noch sehr knorpelartigen »Knochen«, die jetzt allmählich zu verknöchern beginnen: Sie werden härter und sind nicht mehr so biegsam. Manche verknöchern auch nicht – das sind Knorpel, die das ganze Leben lang flexibel bleiben. Der Verknöcherungsprozess hält bis zur Geburt an, dauert im Grunde aber das ganze Leben: Unsere Knochen werden immer härter und verlieren ihre Biegsamkeit.

Das Gesicht Ihres Kindes prägt sich nun immer weiter aus. Es hat bereits Augen, aber noch keine Iris. Außerdem hat es noch keine Augenlider ausgebildet, die es öffnen und schließen könnte. Bis jetzt sind seine Augen die ganze Zeit offen, aber es sieht noch nichts.

- Länge des Kindes: 2 Zentimeter

9. WOCHE

Von Bändern und Brüsten

Alles in und an Ihrem Körper wächst und wächst. Zwei von diesen wachsenden Körperteilen springen einem buchstäblich ins Auge: Ihr Dekolleté hat inzwischen völlig ungeahnte Proportionen angenommen, weil Ihre Brüste sich aufs Stillen vorbereiten. Aber nicht nur Ihre Brüste wachsen, auch die Gebärmutter entwickelt sich rasant weiter. Sie »hängt« sozusagen an den Bändern in Ihrem Bauch, die sie tragen.

Oje, ich wachse!

Ihr Kind hat seine Knochen inzwischen weiter verfestigt und verfeinert. Das Ergebnis können Sie jetzt an seinem Gesicht beobachten. Die Größenverhältnisse und Ausprägungen der Knochenstruktur im Gesicht verleihen ihm jetzt einen niedlichen Ausdruck. Im Kiefer, der sich mittlerweile entwickelt hat, werden nun die zwanzig Milchzähne angelegt. Sie werden sich weiterentwickeln, bis sie zu richtigen Zähnen geworden sind und durch das Zahnfleisch brechen – aber darauf müssen Sie noch eine Weile warten. Im Durchschnitt kommen die ersten Zähnchen, wenn das Baby sechs Monate alt ist, aufrecht sitzen kann und schon etwas feste Nahrung zu sich nimmt.

- Länge des Kindes: 3 Zentimeter

10. WOCHE

Und dann hören Sie sein Herz!

In der 10. Schwangerschaftswoche gehen Sie zur ersten Ultraschalluntersuchung und können zum ersten Mal Ultraschallbilder des Embryos sehen.

Oje, ich wachse!

Das Herz Ihres Kindes schlägt schon seit ein paar Wochen, aber bei der ersten Ultraschalluntersuchung können Sie es zum ersten Mal hören. Das ist ein sehr emotionaler und irgendwie auch irrwitziger Moment. Sie werden feststellen, dass sein Herz viel schneller schlägt als Ihres – gut 150 Mal pro Minute! Sein Schädel ist noch nicht so verknöchert, er ist also noch ziemlich durchsichtig, und Sie können das Gehirn sehen! Auch im Körper des Kindes passiert jetzt eine ganze Menge: Im Bauch entwickeln sich jetzt recht schnell Leber und Magen. Der Embryo legt einen fulminanten Wachstumsschub hin: 2 Zentimeter in einer Woche!

- Länge und Gewicht des Kindes: 4 Zentimeter und 1,5 Gramm

• • • • •

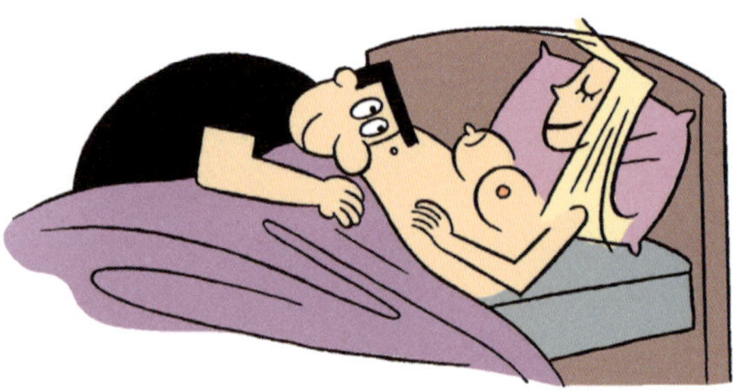

11. WOCHE

Sie können Ihre Gebärmutter ertasten

Es wird wohl noch ein Weilchen dauern, bis man Ihrem Bauch ansieht, dass Sie schwanger sind. Aber Sie können die wachsende Gebärmutter schon ertasten. Legen Sie sich flach auf den Rücken und drücken Sie mit den Fingerspitzen vorsichtig oberhalb des Schambeines auf Ihren Bauch. Spüren Sie diesen festen Rand, der sich wie eine Art Gummiball anfühlt? Das ist Ihre Gebärmutter! Jetzt wird es nicht mehr lang dauern, bis Sie ein kleines Bäuchlein bekommen. Sobald der Rand der Gebärmutter über das Schambein hinauswächst, kann sie sich nicht mehr dahinter verstecken.

Oje, ich wachse!

Ihr Baby hat jetzt die erste wichtige Phase seiner Entwicklung abgeschlossen. Während der ersten zehn Wochen wird bereits alles angelegt. Zu diesem Zeitpunkt haben Sie schon einen kompletten Miniaturmenschen im Bauch. Er muss natürlich noch enorm wachsen, und die Anlagen müssen sich weiterentwickeln. Das geschieht in der nächsten Phase. Auch der Wachstumsschub der letzten Woche hält an. Das macht sich auch an Ihrer eigenen körperlichen Form bemerkbar – wahrscheinlich sind Sie oft sehr müde.

Denken Sie schon einmal über einen Schwangerschaftsvorbereitungskurs nach, der Ihnen zusagt.

- Länge des Kindes: 6 Zentimeter

12. WOCHE

Der erste Meilenstein ist erreicht

Hurra, Sie haben den ersten Meilenstein erreicht: die 12. Woche. Ab jetzt ist die Gefahr, eine Fehlgeburt zu erleiden, wesentlich geringer. Wenn Sie die Schwangerschaft bis jetzt geheim gehalten haben, ist nun der Moment gekommen, in dem Sie Ihrem Umfeld die erfreulichen Neuigkeiten mitteilen können. Auch an Ihrem Körper beobachten Sie weitere Veränderungen. Rund um die Brustwarzen entdecken Sie eventuell geschwollene Äderchen – Ihre Brüste sehen damit immer mehr aus wie aus Marmor. Das ist während der Schwangerschaft völlig normal. Siehe auch Seite 59.

Oje, ich wachse!

Wenn Sie jetzt einen Blick in Ihren Bauch werfen könnten, würden Sie sehen, ob Sie einen Sohn oder eine Tochter bekommen! Das Geschlecht stand zwar schon bei der Empfängnis fest, aber ab dieser Woche sind die äußeren Geschlechtsorgane sichtbar.

Das Gesicht des Kindes prägt sich immer weiter aus. Der Embryo beginnt die Stimmbänder zu entwickeln. Es wird allerdings noch ein paar Monate dauern, bis er sie zum ersten Mal benutzen kann! Während er die Augen mehrere Wochen ständig offen hatte, sind sie jetzt Tag und Nacht zu. Die Lider schützen die Augen, die sich noch mitten in ihrer Entwicklung befinden. Der dunklere Fleck hinter den geschlossenen Lidern wird sich demnächst zur Pupille entwickeln.

- Länge des Kindes: 7,5 Zentimeter

› Was Sie jetzt tun sollten

Informieren Sie sich über verschiedene Arten der Kinderbetreuung, und überlegen Sie, welche Ihnen am meisten zusagt. Besonders wenn Sie in einer größeren Stadt leben, sollten Sie sich schon jetzt um einen Platz in einer Kinderkrippe kümmern.

• • • • •

13. WOCHE

Mehr Lust als Last

Noch immer wird Ihr Körper von dem Hormon HCG dominiert, das für die Schwangerschaftsbeschwerden verantwortlich ist. Aber inzwischen haben Sie wahrscheinlich nicht mehr so stark darunter zu leiden. Sie fühlen sich immer wohler, und Ihr Körper hat sich inzwischen ans Schwangersein gewöhnt. Viele Frauen bekommen jetzt auch wieder mehr Lust auf Sex. Siehe auch Seite 76.

Oje, ich wachse!

Ihr Kind ist jetzt beinahe schon ein kompletter Mensch. Am Ende dieser Woche ist alles dran, was dran sein muss, obwohl es natürlich noch viel zu klein ist, um schon zur Welt zu kommen. Es hat alle Körperteile entwickelt und wird in den nächsten Wochen immer größer und kräftiger werden. Außerdem werden die Körperteile und Organe weiter verfeinert. Nach dreizehn Wochen ist aus den zwei Zellen ein Minimensch herangewachsen, das ist eine reife Leistung! In dieser Phase wächst Ihr Kind schneller als je zuvor (oder jemals in Zukunft). Sein Kopf ist im Verhältnis zum restlichen Körper noch sehr groß.

› Was Sie jetzt tun sollten

Vergessen Sie nicht, Ihren Arbeitgeber von Ihrer Schwangerschaft in Kenntnis zu setzen.

• • • • •

14. WOCHE

Zwischen Lachen und Weinen

Dass Schwangere häufig emotionaler sind, wussten Sie sicher schon. Die Hormone machen Sie einfach etwas sensibler. Sie werden jetzt merken, dass Ihre emotionalen Reaktionen heftiger ausfallen. Diese starken Stimmungsschwankungen normalisieren sich bald wieder, aber sie gehören eben dazu.

Oje, ich wachse!

Die Plazenta ist nun voll entwickelt. Sie sorgt dafür, dass das Baby Nährstoffe und Sauerstoff erhält. Alle Stoffe, die Sie mit der Nahrung aufnehmen, gehen in Ihr Blut über und gelangen über die Plazenta zum Baby. Ihr Kind ist also darauf angewiesen, dass Sie sich gesund ernähren.

Besondere Aufmerksamkeit verwendet der Embryo jetzt auf seine weitere Entwicklung sowie auf Wachstum und Kräftigung der Gelenke, Muskeln und Nieren. Ab und zu öffnet und schließt er den Mund. Außerdem beginnt er das Schlucken zu üben, obwohl er noch nicht wirklich schluckt. Die Gliedmaßen werden immer noch feiner ausgeprägt, und Finger und Zehen sehen immer mehr aus wie bei einem Neugeborenen. Bald werden dem Embryo Nägel wachsen.

- Länge des Kindes: 9 Zentimeter

15. WOCHE

Bewegt sich Ihr Kind?

Manche Schwangere haben schon ab dieser Woche das Glück, ihr Kind zu spüren! Im Allgemeinen sind das aber eher Frauen, die bereits ein Kind geboren haben. Auch für die heißt das aber nicht, dass sie ihr Kind auf jeden Fall schon in dieser Woche spüren. Manchmal müssen Sie noch einige Wochen Geduld haben.

Oje, ich wachse!

Offiziell hieß Ihr Kind bis jetzt »Embryo« – das ist der medizinische Ausdruck für Ihr kleines Weltwunder. Ab der 15. Woche lautet die lateinische Bezeichnung »Fetus«. Wir sprechen aber lieber von Ihrem Kind, weil das viel besser ausdrückt, was Ihr Herz sagt. Ihrem Kind wachsen diese Woche am ganzen Körper kleine Härchen, die sogenannte Lanugobehaarung. Diese Haare haben noch keine Funktion, aber das kommt in ein paar Wochen. Dann bildet sich nämlich eine Art weiße Creme, die die Haut vor dem Fruchtwasser schützt, und diese Creme haftet besser auf Härchen.

• • • • •

16. WOCHE

Progesteron statt HCG

Ab dieser Woche übernimmt das Hormon Progesteron das Zepter. Leider bedeutet das aber nicht, dass Sie ab jetzt unter keinen Schwangerschaftsbeschwerden mehr zu leiden haben. Die typischen Beschwerden klingen ab, dafür werden Sie in körperlicher wie seelischer Hinsicht ein »weicherer« Mensch. Sie merken, dass Sie nicht mehr so oft zur Toilette gehen müssen. Das kommt daher, dass die Gebärmutter jetzt oberhalb des Schambeins sitzt, so dass die Blase wieder etwas mehr Platz hat. Sie können Ihre Gebärmutter gut ertasten. Legen Sie sich flach auf den Rücken, ziehen Sie die Beine an und befühlen Sie Ihren Bauch. Der gummiartig nachgebende »Ball«, den Sie da spüren, ist Ihre Gebärmutter! Seit der Empfängnis ist sie zehnmal so schwer geworden. Aus 100 Gramm ist mittlerweile ein ganzes Kilo geworden!

Oje, ich wachse!

Ihr Baby ist und bleibt mit dem heftigsten Wachstumsschub seines Lebens beschäftigt. Es passt schon nicht mehr ganz auf das Ultraschallbild!

- Länge des Kindes: 14 Zentimeter

17. WOCHE

Zahnpflege statt Situps

Früher hieß es, dass jedes Kind die Frau einen Zahn koste. Gott sei Dank wissen wir heute, dass das nicht der Fall sein muss. Aber in jedem Sprichwort steckt doch ein Körnchen Wahrheit. Da Ihr Körper nun vom Hormon Progesteron beeinflusst ist, wird auch Ihr Zahnfleisch weicher und empfindlicher, ebenso Ihre Kiefer. Sie sind anfälliger für Entzündungen in der Mundhöhle. Dem können Sie vorbeugen, indem Sie besondere Aufmerksamkeit und etwas mehr Zeit auf die Zahnpflege verwenden. Und die Zeit dazu haben Sie jetzt ja auch, weil Sie sich die Situps sparen – die sind nämlich ab jetzt gestrichen. Natürlich können Sie weiter Sport treiben, aber nur wenn Sie es mit Sinn und Verstand tun und Rücksicht auf Ihren schwangeren Körper nehmen!

Oje, ich wachse!

Nicht nur äußerlich wächst der kleine Körper, auch in seinem Inneren entwickelt sich alles in rasantem Tempo. In seinem Bauch arbeiten schon zahlreiche Organe: die Leber, die Nieren und die Gallenblase. Das Herz pumpt das Blut durch den Körper. Das ist übrigens ein ganzes Stück Arbeit, immerhin müssen täglich 30 Liter befördert werden! Inzwischen bewegt sich das Kind nicht mehr nur zeitweilig, sondern andauernd.
Denken Sie doch schon mal über einen Namen nach!

- Länge des Kindes: 15 Zentimeter

• • • • •

18. WOCHE

Sorgsam hingehört

Jede Frau reagiert anders auf eine Schwangerschaft, aber dass Ihr Körper sich verändert, ist eine Tatsache. Sie haben jetzt beinahe die Hälfte hinter sich. Wichtig ist, dass Sie immer auf Ihren Körper hören. Je besser Sie hinhören, umso angenehmer wird Ihre Schwangerschaft verlaufen.

Oje, ich wachse!

Ab und zu nimmt das Kind einen Schluck vom Fruchtwasser. Die aufgenommene Flüssigkeit scheidet es über die Blase aus, und zwar – Sie erraten es sicher – ins Fruchtwasser. Dann schluckt es wieder ein bisschen davon. Das klingt vielleicht etwas eklig, ist es aber gar nicht. Der Urin des Fetus ist nicht mit dem eines geborenen Babys zu vergleichen. Durch diese kleinen Schlucke trainiert Ihr Kind seine Lunge, den Verdauungstrakt und die Nieren. Im Fruchtwasser schwimmen nicht nur Urin, sondern auch Flaumhaare und Hautzellen. Und die nimmt das Kind ebenfalls auf, wenn es Fruchtwasser schluckt. Diese Härchen und Hautzellen sammeln sich nach und nach in den Eingeweiden an – so entsteht das Mekonium (Kindspech), der erste Stuhl des Neugeborenen. Der Kopf des Kindes ist inzwischen auch ein gutes Stück gewachsen und stellt momentan ein Drittel der Gesamtkörperlänge dar! Zum Vergleich: Bei Erwachsenen ist es nur ein Sechstel. Ihr Kind kann ab jetzt seine Rückenwirbel beugen und bewegen, auch den Hals.
Denken Sie doch schon einmal darüber nach, wie die Geburtsanzeigen aussehen sollen, die Sie nach der Entbindung verschicken wollen. Es gibt Standardausführungen, aber Sie können auch selbst welche basteln oder sich etwas anderes Originelles überlegen!

- Länge und Gewicht des Kindes: 15 Zentimeter und 150 Gramm

19. WOCHE

Magensäure?

Vielleicht ist Ihnen in letzter Zeit aufgefallen, dass Ihnen ab und zu ein wenig Magensäure aufstößt. Das ist unangenehm, aber harmlos und ganz normal. Zurückzuführen ist dieses Phänomen auf die Wirkung des Progesterons. Das Hormon hat mittlerweile auch Ihre inneren Organe weicher gemacht – auch den ringförmigen Muskel, der Speiseröhre und Magen trennt. Da die Muskulatur des Magens ebenfalls weicher ist, kann leichter Säure in die Speiseröhre gelangen. Zudem ist Ihr Baby jetzt schon so groß, dass es auf Ihren Magen drückt. Das unerwünschte Aufsteigen von Magensäure können Sie reduzieren, indem Sie dafür sorgen, dass Sie immer etwas im Magen haben. Greifen Sie zu gesunden, nicht zu fettigen Zwischenmahlzeiten.

Oje, ich wachse!

Wenn Sie jetzt einen Blick in Ihren Bauch werfen könnten, würden Sie sehen, dass die Haut Ihres Kindes ganz schrumpelig aussieht. Der Grund dafür ist, dass erst ab jetzt Unterhautbindegewebe ausgebildet wird, das für eine schöne, straffe Haut sorgt. Das Kind bekommt immer mehr Haare auf dem Kopf und ist mittlerweile 19 Zentimeter groß.

20. WOCHE

Können Sie Ihr Kind schon spüren?

Leider kann man nicht genau sagen, ab welchem Tag Sie zum ersten Mal Kindsbewegungen spüren werden. Die eine werdende Mutter fühlt es ein paar Wochen früher (meist, wenn die Betreffende schon einmal entbunden hat), die andere muss sich noch ein wenig in Geduld üben. Aber in der 20. Woche berichten viele Frauen, dass sie zum ersten Mal Bewegungen wahrgenommen haben. Das ist doch mal ein Meilenstein! Zu Anfang ist es ein seltsam blubberndes Gefühl. Viele Frauen beschreiben es als einen in ihrem Bauch herumflatternden Schmetterling.
Der Bauch ist inzwischen gehörig gewachsen. Vielleicht ist auch schon Ihr Nabel nach außen »geploppt«. Keine Sorge, der sieht nach der Geburt wieder aus wie vorher!

Oje, ich wachse!

Ihr Kind – so können Sie es mittlerweile mit gutem Recht nennen – hat jetzt schon richtige Fingernägel. Sie sind allerdings noch nicht ganz so wie unsere, sondern viel weicher, eher wie Häutchen. So werden sie auch noch in den ersten Wochen nach der Geburt beschaffen sein.
Bei der nächsten Ultraschalluntersuchung werden Sie erkennen können, ob Sie ein Mädchen oder einen Jungen bekommen. Natürlich liegt es ganz bei Ihnen, ob Sie das Geschlecht schon vor der Geburt wissen wollen.

- Länge des Kindes: 22 Zentimeter

21. WOCHE

Ruhe ist wichtig

Jede Hebamme wird es Ihnen sagen, genauso wie Ihre Mutter und jeder, mit dem Sie darüber sprechen, und in Schwangerschaftsratgebern werden Sie es ebenfalls lesen: Als Schwangere sollten Sie sich viel Ruhe gönnen. Sicher haben Sie schon hundertmal gedacht: Das sagt sich so leicht, in der Praxis geht das doch kaum. Arbeit, tägliche Erledigungen, vielleicht sogar schon Kinder … Da haben Sie Recht, das ist kein Rat, der einfach zu befolgen wäre. Aber jetzt ist es an der Zeit, dass Sie sich eine Lösung überlegen. Setzen Sie Prioritäten, und stellen Sie die Dinge, die nicht dringend erledigt werden müssen, hintenan. Ruhe ist nicht nur für Sie, sondern auch für Ihr Ungeborenes wichtig. Außerdem erleben entspannte Mütter leichtere Entbindungen!

Oje, ich wachse!

Ab dieser Woche kann Ihr Kind hören! Natürlich hört es noch nicht so wie ein Erwachsener, aber es nimmt die Alltagsgeräusche jetzt von Tag zu Tag besser wahr und gewöhnt sich daran. Es horcht auf Ihren Herzschlag, das Rauschen Ihres Blutes und all die anderen Geräusche, die Ihr Körper macht. Da es sie noch 20 Wochen lang zu hören bekommt, vermitteln sie ihm auch nach der Geburt ein beruhigendes Gefühl.
Besuchen Sie zu diesem Zeitpunkt kein Konzert, bei dem das Kind mit Musik und Vibrationen überschüttet werden würde. Laute Geräusche sollten Sie vermeiden. Sprechen Sie stattdessen mit Ihrem Kind!

- Länge und Gewicht des Kindes: 25 Zentimeter und 300 Gramm

22. WOCHE

Oje, ich wachse!

Ihr Kind wächst und wächst! Es wächst so schnell, dass Sie es wahrscheinlich immer deutlicher und öfter spüren können. Legen Sie Ihre Hand auf Ihren Bauch, wenn Sie Ihr Kind spüren, und verfolgen Sie die Bewegungen des kleinen Weltwunders, das da in Ihrem Bauch heranwächst.
Machen Sie sich zu diesem Zeitpunkt schon auf die Suche nach Möbeln für das Kinderzimmer – jetzt ist noch genügend Zeit, um alles in Ruhe auszusuchen.

• • • • •

23. WOCHE

Eisen

Da ihr Körper so schnell wächst und so viel zusätzliches Blut produzieren muss, leiden viele Frauen nun an Blutarmut. Das bedeutet nicht, dass sie zu wenig Blut haben, sondern dass der Eisengehalt des Blutes zu niedrig ist. Das kann sich zum Beispiel dadurch äußern, dass sie sich kraftlos fühlen und ihnen ab und zu schwindelig wird. Wenn Sie diese Symptome an sich beobachten, können Sie vom Arzt Ihre Eisenwerte bestimmen lassen.

Oje, ich wachse!

Der Körper Ihres Kindes wird nicht nur immer größer, sondern auch immer kräftiger. Es trainiert beständig seine Muskeln. Doch auch die Entwicklung des Gehirns geht stetig weiter voran.

- Länge des Kindes: 28 Zentimeter

24. WOCHE

Übungswehen

Echte Wehen haben Sie jetzt Gott sei Dank noch nicht, dazu ist es noch viel zu früh. Aber vielleicht merken Sie langsam, dass Ihr Bauch sich manchmal ganz hart anfühlt, um sich anschließend wieder zu entspannen. Das sind die sogenannten Übungswehen. Sie treten meist auf, wenn das Kind stark wächst. Außerdem werden Sie merken, dass das eher passiert, wenn Sie unter Stress stehen. Die Übungswehen schaden dem Kind nicht – der Stress allerdings schon. Ihr Kind bekommt dann nämlich auch etwas vom Stresshormon Cortisol ab. Manche Formen von Stress lassen sich nicht umgehen, aber passen Sie gut auf sich auf. Jede Art Stress, die Sie vermeiden können, sollten Sie auch vermeiden.

Oje, ich wachse!

Ihr Kind wird jeden Tag schöner. Es hat schon Wimpern und ganz feine Augenbrauen. Sein Hals ist deutlich sichtbar. Ein großer Unterschied zwischen dem Fetus diese und letzte Woche liegt in der Körpermasse. Bei der Geburt ist alles rundlich, weil der Körper dann mit einer Fettreserve ausgestattet ist. Über diese Fettschicht verfügt das Kind jetzt noch nicht, ebenso wenig wie über ein komplettes Unterhautbindegewebe. Der Fetus

ist also noch ganz dünn und zartgliedrig. Sein gesamter Körper, einschließlich der Lunge, ist jetzt schon so gut entwickelt, dass es mit Hilfe der modernen Medizin überleben könnte, falls es jetzt schon zur Welt käme.
In der nächsten Zeit entwickelt sich seine Lunge stetig weiter. Auch seine Sinnesorgane entwickeln sich immer besser, vor allem hört es jetzt schon recht gut. Wenn Sie Ihren Kopf unter Wasser tauchen, bekommen Sie eine ungefähre Vorstellung davon, wie Ihr Kind nun hört!

• • • • •

25. WOCHE

Ist das sein Herz?

Ab dieser Woche kann man die Herztöne des Kindes mit Hilfe eines Hörrohrs hören. Jeder kann sie hören, wenn er die Lage des Babys ertastet und das Hörrohr an der betreffenden Stelle auf Ihren Bauch setzt. Jeder … außer Ihnen. Sie müssten ein Schlangenmensch sein, um Ihr Ohr an das Rohr halten zu können. Aber in ein paar Wochen, wenn Ihr Bauch noch dicker geworden ist, wird es sicher klappen! Vorerst können sich Ihr Partner, Ihre Freundin, Ihre Kinder und natürlich Oma und Opa daran freuen.

Oje, ich wachse!

Ihr Kind hat ab dieser Woche einen Wach- und Schlafrhythmus. Das bedeutet, dass es nach einem bestimmten Muster schläft bzw. wach ist. Leider decken sich diese Phasen nicht mit Ihren eigenen, eigentlich sind sie meist nicht im Geringsten synchron! Wenn Sie schlafen, entspannt sich Ihr Bauch, und das Baby hat mehr Platz, um sich zu bewegen. Wenn

Sie dagegen schwer beschäftigt sind, schläft Ihr Baby ein. Vielleicht vermeidet es so unbewusst alle lauteren Geräusche und die weniger entspannte Atmosphäre im Bauch. Dass Ihre Rhythmen einander entgegengesetzt sind, kann ziemlich lästig werden. Es fällt Ihnen sicher schwer einzuschlafen, wenn sich das Kind permanent bewegt, vor allem weil Sie dann die ganze Zeit an das Baby und die näher rückende Entbindung denken müssen. Gewöhnen Sie es sich an, sich eine halbe Stunde vor Ihrer Schlafenszeit ins Bett zu legen. Dann hat sich Ihr Kind schon ausgetobt, und Sie können leichter einschlafen.

- Länge des Kindes: 30 Zentimeter

• • • • •

26. WOCHE

Schwergewicht

Ihre Gebärmutter »hängt« an Bändern in Ihrem Bauch und wird immer schwerer – nicht nur durch das Baby, sondern auch durch ihr Eigengewicht und das Fruchtwasser. Die Bänder, die vor der Schwangerschaft gerade mal 100 Gramm tragen mussten, müssen jetzt also Schwerstarbeit leisten. Aber keine Sorge, das schaffen sie! Allerdings merken Sie ab und zu, dass die Bänder empfindlich sind, manchmal tun sie sogar ein bisschen weh. Ruhen Sie sich dann aus und achten Sie von nun an besonders auf Ihre Körperhaltung.

Oje, ich wachse!

Sie können sich sicher noch daran erinnern, wie Sie die erste zarte Bewegung gespürt haben. Wie glücklich Sie da waren! Statt vorsichtiger Bewegungen setzt es jetzt richtige Tritte. Wenn Ihr Kind mit dem Bein ausholt, spüren Sie das, und wie! Es kann ziemlich unangenehm sein, vor allem wenn der kleine Fuß gegen Ihre Rippen stößt. Es kann sogar zu inneren Blutergüssen führen – vor allem wenn Ihr Kind immer wieder gegen dieselbe Stelle tritt. Versuchen Sie, Ihr Kind behutsam zu »fassen« und in eine andere Richtung zu drehen. Das geht wirklich. Aber bitte ganz vorsichtig!

Die Haut des Babys beginnt sich langsam rosa zu färben – bis jetzt war sie noch ziemlich durchsichtig. Es macht sich allmählich bereit für die Geburt. Besonders wichtig ist jetzt die Weiterentwicklung der Lunge – dort entstehen immer mehr Verzweigungen.

- Länge und Gewicht des Kindes: 31 Zentimeter und 900 Gramm

27. WOCHE

Mama wächst!

Nicht nur Ihr Baby macht einen Wachstumsschub durch – auf der Waage werden Sie feststellen, dass auch die Mama noch mal richtig zulegt! Im Durchschnitt nehmen die meisten Frauen in der nächsten Zeit 400 Gramm pro Woche zu. Das ist ganz normal und sogar vernünftig. Auf diese Weise legen Sie Reserven für Ihr Baby an und machen Ihren Körper bereit für die Geburt. Achten Sie weiterhin auf eine gesunde Lebensweise. Für zwei müssen Sie aber immer noch nicht essen – nur regelmäßig und vor allem gesund.

Oje, ich wachse!

Ihr Kind hört schon seit ein paar Wochen die Geräusche, die Sie um sich herum hören. Jetzt lernt es sie immer besser zu unterscheiden – es hat sogar schon Vorlieben für bestimmte Geräusche! Am liebsten mag es leisere Töne, die im Bauch besser klingen. Außerdem gefällt ihm rhythmische Musik – weniger House oder Metal als eher Klassik. Manche Wissenschaftler behaupten, dass die Intelligenz und das räumliche Vorstellungsvermögen des Babys gesteigert werden, wenn es im Mutterleib häufig klassische Musik hört. Mit Stücken von Mozart funktioniert das angeblich am besten. Es liegen Studien vor, die diese Behauptungen stützen, aber auch solche, die dagegen sprechen. Eines ist jedoch sicher: Ihr Kind genießt es und wird dadurch ruhiger.

- Länge des Kindes: 32 Zentimeter

• • • • •

28. WOCHE

Lecker Fisch für schlaue Köpfe

Gewöhnen Sie sich an, einmal pro Woche fetten Fisch zu essen. (Dabei ist natürlich die Rede von Fisch, der von Natur aus fett ist, nicht von der fetten Sauce, die Sie darübergießen!) Beispiele für fetten Fisch sind Makrele, Aal, Hering und Sardine. All diese Fischsorten enthalten Docosahexaensäure, die gut für die Gehirnentwicklung Ihres Kindes ist. Das Gehirn wächst in den letzten Monaten vor der Geburt so schnell wie später im Leben nie mehr. Ein weiterer Vorteil von fettem Fisch ist, dass er eisenreich ist und Mangelerscheinungen vorbeugt.

Oje, ich wachse!

Ihr Kind hätte jetzt schon gute Überlebenschancen, wenn es zu früh auf die Welt käme, allerdings nur mit medizinischer Hilfe. Nichtsdestoweniger kann eine Frühgeburt in dieser Phase der Schwangerschaft noch große Probleme mit sich bringen – und das bleibt auch noch bis zur 33. Woche so. Wenn das Baby nach 33 Wochen geboren wird, sollte das zwar in einem Krankenhaus geschehen, aber die frühe Geburt verursacht keine so großen Probleme mehr.

• • • • •

29. WOCHE

Die Wochen ziehen sich

Die Woche hat noch immer sieben Tage, aber es kommt Ihnen immer länger vor, bis so eine Woche um ist. Eigentlich haben Sie nur noch einen Gedanken: die Entbindung. Ihr Körper fordert immer mehr Ruhe – in dieser Phase beginnen Sie sich von Ihrer Umwelt zurückzuziehen. Sie sind in sich gekehrt und leben in Ihrer eigenen kleinen Welt. Das gehört zur Vorbereitung auf die Geburt und ist ganz normal.

Oje, ich wachse!

Nach dieser Woche sieht Ihr Kind nicht mehr so verschrumpelt aus, weil es eine Fettschicht unter der Haut einlagert. Damit die glatte Haut nicht ständig dem Fruchtwasser ausgesetzt ist, produziert sie eine fettige, weißliche Substanz, die sich wie eine Creme auf der Haut ablagert. Das ist die sogenannte Käseschmiere (Vernix caseosa). Durch die Körperbe-

haarung bleibt sie besser auf der Haut haften. Bei der Geburt sehen Sie manchmal noch Reste dieser weißen Schmiere, vor allem in den Hautfalten. Je später das Kind geboren wird, umso weniger Käseschmiere ist übrig.
Außerdem hat Ihr Kind jetzt ab und zu Schluckauf, was Sie vielleicht manchmal spüren können. Fühlt sich lustig an, oder?

- Länge des Kindes: 34 Zentimeter

• • • • •

30. WOCHE

Vorsorge 14-tägig

Ab jetzt gehen Sie immer öfter zur Vorsorge, meistens alle zwei Wochen, und das ist auch sinnvoll. Der Arzt kann erkennen, ob alles optimal verläuft, und gegebenenfalls korrigierend eingreifen. Er kann das Baby zum Beispiel drehen, wenn es verkehrt liegt.
Ihr Körper beginnt nun wirklich zu merken, wie viel Extragewicht Sie mit sich herumschleppen müssen. Die meisten Frauen haben jetzt mehr oder weniger Beschwerden im unteren Rückenbereich und im Becken. Sprechen Sie mit Ihrer Hebamme oder Ihrem Frauenarzt darüber, dann wird überprüft, ob alles im normalen Bereich ist, und Sie bekommen Tipps, wie Sie sich Erleichterung verschaffen können.

Oje, ich wachse!

Ihr Kind tut in Ihrem Bauch schon alles Mögliche, zum Beispiel lutscht es am Daumen! Manche Ungeborenen nuckeln sogar so heftig, dass Sie mit einer Blase am Daumen zur Welt kommen. Ihr Kind kann auch schon nach etwas greifen, aber das tut es nur unbewusst. So spielt es zum Beispiel mit der Nabelschnur, packt und bewegt sie. Toll, oder?

- Länge und Gewicht des Kindes: 35 Zentimeter und 1,5 Kilo

Was Sie jetzt tun sollten

Jetzt ist es höchste Zeit, die Babyausstattung zu besorgen!

• • • • •

31. WOCHE

Empfindsamkeit

Sie bereiten sich jede Woche weiter auf die Entbindung vor. Ihre Hormone spielen wieder verrückt und machen die dollsten Sachen mit Ihnen. Sie sind jetzt viel empfindlicher – nicht nur in emotionaler Hinsicht, sondern auch was die Sinneseindrücke angeht. Sie riechen Dinge, die Sie vorher nie gerochen haben. Sie hören die leisesten Geräusche und fühlen sich manchmal sogar wie ein anderer Mensch. Ihre Normen und Werte verschieben sich. Negative Dinge nehmen Sie sich jetzt viel mehr zu Herzen. Womöglich schalten Sie den Fernseher aus, wenn in den Nachrichten von Katastrophen und Unglücken die Rede ist. Wenn Sie sich einen traurigen Film ansehen, laufen Ihnen die Tränen über die Wangen. Das ist ganz normal, aber keine Sorge: Nach der Entbindung sind Sie wieder ganz die Alte!

Oje, ich wachse!

- Länge des Kindes: 36 Zentimeter. Es legt bis zur Geburt noch einmal einen Wachstumsendspurt hin

• • • • •

32. WOCHE

Was passiert in Ihrem Körper?

Ihre Brüste machen sich jetzt fürs Stillen bereit. Vielleicht sind sogar schon ein paar Tröpfchen Milch ausgetreten. Das wird jetzt immer öfter passieren. Manchmal haben Sie vielleicht sehr intensive, ganz seltsame Träume, zum Beispiel dass Sie Ihr Baby irgendwo vergessen oder dass Sie es wieder in Ihren Körper zurückstopfen wollen, um es zu beschützen. Aber das ist ebenfalls ganz normal und Bestandteil dieser Phase. Ihnen wird eben immer klarer, dass Ihnen bald ein Menschenleben anvertraut wird, für das Sie komplett verantwortlich sind.

Oje, ich wachse!

Würde Ihr Kind in dieser Woche zur Welt kommen, könnte es wahrscheinlich ohne medizinische Hilfsmittel überleben. Aber natürlich ist es viel besser, wenn es noch ein paar Wochen in Ihrem Bauch weiterwachsen kann.

- Länge des Kindes: 36 Zentimeter

33. WOCHE

Immer zurückgezogener

Sie werden feststellen, dass Sie sich immer stärker in sich selbst zurückziehen. Sie sind nicht mehr recht bei der Sache und vergessen Dinge. Sie stoßen sich oder hören es nicht, wenn jemand mit Ihnen spricht. Auch das ist ganz normal und gehört dazu. Erstens wird Ihr Körper jeden Tag umfangreicher und schwerer, da ist es nicht überraschend, dass Sie sich öfter irgendwo stoßen. Dazu kommt, dass Sie jetzt einfach nicht besonders aufmerksam durch die Welt laufen! Nicht alle Frauen leiden so stark darunter, und man kann auch nicht vorhersagen, wen es am meisten trifft. Wir reagieren eben alle auf unsere individuelle Art. Ebenfalls typisch für die Phase kurz vor der Entbindung ist der Nestbautrieb: Auf einmal wollen Sie unbedingt alles um sich herum putzen. Bevor Sie sichs versehen, sind Sie schon wieder mit Eimer und Wischtuch zugange! Um jeden Preis wollen Sie, dass alles in perfekter Ordnung ist, wenn das Baby auf die Welt kommt.

Oje, ich wachse!

Wenn Ihr Kind jetzt zur Welt kommt, sollte das auf jeden Fall in einem Krankenhaus geschehen, aber die frühe Geburt würde keine größeren negativen Auswirkungen mehr haben. Wieder ein Meilenstein geschafft!

- Länge des Kindes: 38,5 Zentimeter

34. WOCHE

Oje, ich wachse!

Ihr Kind macht sich jetzt an den eigentlichen Endspurt. Seine Augen funktionieren schon sehr gut – es kann zwischen Hell und Dunkel unterscheiden.

- Länge und Gewicht des Kindes: 40 Zentimeter und 2400 Gramm

• • • • •

35. WOCHE

Jetzt gehen Sie in Mutterschutz!

Der Mutterschutz ist kein Luxus, sondern eine Notwendigkeit, und Sie haben ein Recht darauf. Arbeiten fiele Ihnen von jetzt an einfach zu schwer. Es ist viel besser, wenn Sie sich jetzt nur noch auf die Entbindung vorbereiten und ein paar Dinge erledigen, die Sie vorher noch machen wollten. Kuschcln Sie sich mit einem Buch aufs Sofa und verwöhnen Sie sich. Die kommenden Wochen sind nicht die schlechtesten!

Ihr Baby wächst unterdessen weiter, und das ist gut so. Sie bekommen jetzt die Auswirkungen des letzten Wachstumsschubes des Ungeborenen zu spüren. Wenn alles normal läuft, dreht sich das Baby nun mit dem Kopf nach unten und drückt mit dem Schädel auf Ihre Blase. Dadurch müssen Sie wahrscheinlich – wie zu Beginn der Schwangerschaft – öfter auf die Toilette. Wenn das Kind mit dem Kopf noch ein Stück tiefer rutscht, hinter das Schambein, ist das für die Entbindung optimal. Wenn Ihr Baby nicht günstig liegt, wird der Arzt versuchen, es zu drehen.

Oje, ich wachse!

Der Körper Ihres Kindes ist jetzt fertig ausgebildet und wächst noch einmal ein gutes Stück. Das einzige Organ, das sich jetzt noch in der Entwicklung befindet, ist das Gehirn. Seine Entwicklung wird erst nach der Entbindung abgeschlossen.

- Länge des Kindes: 42 Zentimeter. In den nächsten Wochen wird es noch 7 bis 8 Zentimeter wachsen!

• • • • •

36. WOCHE

Ausfluss oder Fruchtwasser?

Sie werden feststellen, dass Sie mehr und dünneren Ausfluss haben als sonst. Wenn Sie morgens aufstehen, läuft Ihnen vielleicht ein dünnes Rinnsal die Beine entlang. Das ist ganz normal. Beobachten Sie aber, ob es Ausfluss ist oder Fruchtwasser: Ersterer ist milchig weiß, Letzteres ist durchsichtig und riecht süßlich. Wenn Sie Fruchtwasser verlieren, fahren Sie ins Krankenhaus bzw. rufen Sie die Hebamme an, und zwar zu jeder Tages- und Nachtzeit – vor allem wenn das Fruchtwasser grünlich oder braun ist. Fangen Sie nach Möglichkeit etwas vom Fruchtwasser auf, damit der Arzt bzw. die Hebamme die Farbe beurteilen kann.

Ab jetzt dürfen Sie keine Flugreisen mehr machen – und das ist auch gut so, denn eine Entbindung in der Luft hört sich vielleicht ganz romantisch an, ist aber ziemlich unpraktisch.

Wahrscheinlich zählen Sie schon die Tage und Minuten bis zur 37., also der nächsten Woche. Aber verrennen Sie sich nicht zu sehr in diesen Gedanken, denn es kann durchaus sein, dass Ihr Kind noch weitere fünf Wochen in Ihrem Bauch bleibt. Versuchen Sie, damit zu leben, sonst fühlt sich die Wartezeit noch länger an.

Oje, ich wachse!

Ihr Kind hat jetzt immer öfter Schluckauf, den Sie auch immer stärker spüren. Das ist nicht überraschend, denn das Baby nutzt nun den ganzen Raum, den Ihr Bauch ihm bietet. Da der Kopf wahrscheinlich schon ins Becken eingetreten ist, kann es sich nur noch um seine Längsachse drehen. Die Nabelschnur ist um die 55 Zentimeter lang.

- Länge des Kindes: ungefähr 46 Zentimeter

• • • • •

37.–42. WOCHE

Es ist so weit, Sie stehen vor der Entbindung! Eine gesunde Schwangerschaft dauert zwischen 37 und 42 Wochen. Sie haben Ihr Kind voll ausgetragen – darauf können Sie stolz sein. Die nächsten Wochen werden sich sehr spannend gestalten. Bei jedem Termin, den Sie ausmachen, denken Sie: »Gehe ich da überhaupt noch hin, oder liege ich dann schon im Wochenbett?« Der Frauenarzt überwacht die letzten Wochen regelmäßig. Vom medizinischen Standpunkt her sind Sie jetzt absolut bereit für die Geburt.

Wir wünschen Ihnen eine schöne Entbindung und sind sicher, dass Sie bald das hübscheste und liebste Baby der Welt haben. Denn diese Einzigartigkeit haben wir alle gemeinsam!

Entbindung und Wochenbett

»Hm. Jetzt drück dich doch mal deutlicher aus: Sind es Übungswehen, Senkwehen, Eröffnungswehen oder Presswehen?«

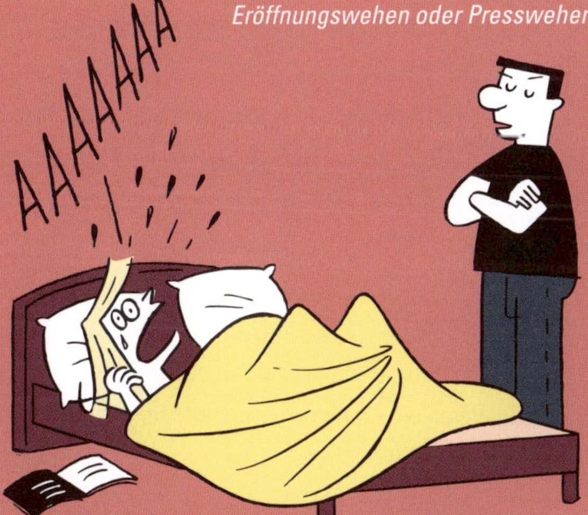

OJE, EINE WEHE!

Meistens kommen die Wehen nicht gleich so heftig und direkt. Ein bisschen unangenehm, ein bisschen hart, ein bisschen anders als normal … Wann und wie erkennen Sie, ob das »bisschen anders« echte Wehen sind?

Vorwehen und echte Wehen

Es gibt Wehen und Wehen. Es gibt sie in zahllosen Abstufungen. Wie sie sich genau anfühlen, ist bei jeder Gebärenden anders, und nicht jede Frau spürt alle Arten von Wehen. Nur eines steht fest: Sie wissen es sofort, wenn Sie richtige Wehen haben. Um Ihre Neugier zu befriedigen, beschreiben wir im Folgenden die verschiedenen Wehenarten:

Übungswehen: Wenn sich Ihr Bauch plötzlich ganz hart und unangenehm anfühlt, haben Sie Übungswehen. Das ist nicht schön, aber es ist völlig normal und sogar gut für Ihr Baby! Dieser harte Bauch ist eine ganz normale Reaktion, zum Beispiel nach einem Orgasmus, und schadet nichts. Aber wenn Ihr Bauch hart wird, weil Sie in hochschwangerem Zustand eine halbe Stunde lang gestaubsaugt haben, ist das nicht mehr gut! Das ist ein Signal, dass Sie sich übernommen haben. Denken Sie in so einem Moment kurz nach, ob das, was Sie da getan haben, im Rahmen war. Sie sind Ihre eigene Jury, aber Sie können sich nicht selbst belügen. Wenn der Bauch sich in schmerzhaften Krämpfen zusammenzieht, sind Sie schon ein Stück weiter: Das sind die Vorwehen.

Vorwehen oder Senkwehen: Vielleicht merken Sie gar nicht viel von diesen Wehen, aber manchmal sind sie auch so tückisch, dass Sie ins Zweifeln kommen, ob es sich nicht doch schon um richtige Wehen handelt. Sie treten auf, wenn der Kopf des Babys ins Becken eintritt: Er rutscht dabei hinter das Schambein und immer weiter nach unten. Das kann allerdings auch nach und nach geschehen und ohne Vorwehen vonstattengehen.

Echte Wehen (erst Eröffnungswehen, dann Presswehen): Das sind die Krämpfe, mit denen Frauen andere Frauen verrückt machen können. Manchmal lassen die Erzählungen vermuten, dass diese Wehen die Hölle auf Erden sind. Tja, angenehm ist sicher was anderes, aber es muss auch nicht so schmerzhaft sein, wie man denken könnte, wenn man sich manche von diesen Katastrophenberichten so anhört.

Timing ist alles

Woran erkennen Sie den Unterschied zwischen Vorwehen und echten Wehen? Echte Wehen kommen in regelmäßigen Abständen, die Übungswehen und Vorwehen machen sich dagegen bloß ein Späßchen mit Ihnen – von Regelmäßigkeit kann da keine Rede sein.

Zwei Arten von echten Wehen

Es gibt zwei Arten von echten Wehen: Eröffnungswehen und Presswehen. Eröffnungswehen sind dazu da, den Muttermund auseinanderzuziehen, bis die Öffnung ca. 10 Zentimeter groß ist. Sobald sie groß genug ist, kann das Baby hindurch. Mit den nächsten Wehen pressen Sie das Baby heraus – das sind die Presswehen.

Mit aller Kraft pressen?

Sie müssen einiges an Kraft aufwenden, um das Baby aus Ihrem Bauch zu bekommen, aber zwischen »einiger Kraft« und »zu viel Kraft« besteht ein feiner Unterschied. Wenn Sie mit der Wehe mitgehen und sich ihrem Rhythmus anpassen, bewirken Sie mit relativ wenig Pressen viel mehr, als Sie ohne die Kraft der Wehe bewerkstelligen könnten. Atmen Sie weiter und »blasen« Sie sich beim Pressen nicht auf. Also nicht »Mund zu, Augen zu und pressen«, sondern immer schön weiteratmen.

Gut zu wissen:

- Der Unterschied zwischen Menstruations- und Wehenschmerz besteht darin, dass sich die Schmerzen bei der Regelblutung quälend in die Länge ziehen, während die Wehen kommen, aber auch wieder gehen.
- Die Übungswehen werden auch Braxton-Hicks-Kontraktionen genannt.

ENDLICH ENTBINDEN … ODER DOCH NOCH NICHT?

Jetzt ist er da, der große Moment, auf den Sie monatelang gewartet haben: Nun kommt das Baby aus Ihrem Bauch, und Sie können es endlich in Ihren Armen halten. Natürlich bleibt die spannende Frage offen, welcher Tag zwischen der 37. und 42. Woche es denn nun sein wird. Kann man die Sache vielleicht ein bisschen beschleunigen?

Wenn sich das Warten in die Länge zieht

Es ist schön, wenn man weiß, wann man die Hebamme anrufen kann, weil die Wehen losgehen – aber was, wenn einfach keine Wehen kommen, Sie jedoch unbedingt entbinden wollen? Zunächst müssen Sie sich klarmachen, dass die Frist nicht umsonst von der 37. bis 42. Woche reicht. Es ist ganz normal, nach 37 Wochen zu entbinden – aber auch nach 42 Wochen. Sie sind also nicht »zu spät dran«, wenn das errechnete Datum schon ein paar Tage zurückliegt. Im Allgemeinen kann man sagen, dass das Baby kommt, wenn es bereit ist. Nicht früher.

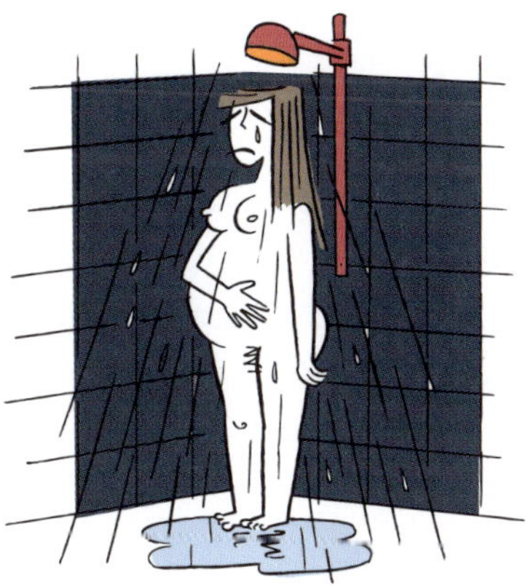

Ein bisschen nachhelfen?

Wenn Ihr Baby eigentlich bereit ist, aber noch einen kleinen Schubs braucht, dann gibt es immer noch Großmutters Tipps zur Einleitung der Entbindung. Wie in so vielen alten Weisheiten steckt auch in diesen ein Körnchen Wahrheit.

Ein Orgasmus: Manchmal kann ein derartiger Höhepunkt auch einen ganz anderen Höhepunkt in Ihrem Leben einleiten: die Geburt Ihres Kindes. Bei einem Orgasmus zieht sich der Bauch zusammen, und die Muskeln rund um die Gebärmutter geben den Druck an sie weiter. Wenn diese den Rhythmus aufnimmt, spüren Sie bald die erste echte Wehe.

Rizinusöl: Eigentlich ist dieses Öl aus Omas Hausapotheke dazu da, den Darm auf Trab zu bringen. Wenn Ihr Baby zur Geburt bereit ist, die Wehen aber noch auf sich warten lassen, werden die Kontraktionen des Darms, die durch das Rizinusöl ausgelöst werden, von der Gebärmutter übernommen, und siehe da – die erste Wehe setzt ein. Zwar schmeckt Rizinusöl nicht gerade lecker, aber wenn Sie ein bisschen Fruchtsirup beimischen, ist es nicht mehr ganz so unangenehm. Unter Umständen hilft Rizinusöl Ihrem Baby auf die Welt – Sie sollten das aber mit Ihrem Arzt absprechen.

Ruhe: Wenn Sie gestresst sind, verzögern Sie die Entbindung. Wenn Sie dagegen bereit und Ihr Körper und Geist entspannt sind, entbinden Sie eher. Lassen Sie sich also verwöhnen: Füße hochlegen, in der warmen Badewanne aalen und jedem Stress aus dem Weg gehen.

Ananas: Der harte Strunk in der Mitte der Frucht enthält Chinin, das die Gebärmutter stimuliert.

» Schön blöd. Auf der Packung stand, dass man das Rizinusöl mit Sirup mischen soll. Ich goss den Sirup mit Wasser auf und dann das Öl dazu – Öl und Wasser, keine ideale Kombination! Würgend trank ich das Glas aus. Igitt! Doch acht Stunden später lag Victoria in meinen Armen. Manche raten von Rizinusöl ab, aber bei mir hat es geholfen und mir die künstliche Einleitung der Wehen im Krankenhaus erspart. Ein Tipp: Mischen Sie es nur mit dem Sirup – mit unverdünntem, wohlgemerkt. «

Xaviera, damals schwanger mit Victoria

Stress

In der Natur kann man beobachten, dass bei Tieren, die sich für die Geburt hingelegt haben, dann aber verjagt werden, die Wehen aufhören und der Geburtsvorgang vorerst unterbrochen wird. Manchmal dauert es bis zu einem Tag, bis die Wehen wieder einsetzen. Wenn Ihr Körper großem Stress ausgesetzt ist, wird die Geburt auch auf sich warten lassen. Ein Trick von Mutter Natur, um Sie in aller Ruhe gebären zu lassen.

Wann fahre ich ins Krankenhaus bzw. rufe die Hebamme?

- Wenn Sie Wehen haben. Sind Sie zum ersten Mal schwanger? Dann fahren Sie los bzw. greifen Sie zum Telefon, sobald die Wehen über den Zeitraum von einer Stunde im Vier-Minuten-Rhythmus kommen und jeweils länger als eine Minute anhalten. Sprich: Wenn Sie mindestens eine Minute Schmerzen und dann drei Minuten Verschnaufpause haben. Wenn Sie bereits eine Geburt hinter sich hatten, ist es so weit, sobald Sie über einen Zeitraum von einer Stunde Wehen haben, die alle fünf Minuten kommen und mindestens eine Minute anhalten.
- Wenn Sie klares oder rosa Fruchtwasser verlieren, fahren Sie ins Krankenhaus bzw. rufen Sie die Hebamme an, und zwar zu jeder Tages- und Nachtzeit – vor allem wenn das Fruchtwasser grünlich oder braun ist. Fangen Sie nach Möglichkeit etwas vom Fruchtwasser auf, damit der Arzt bzw. die Hebamme die Farbe beurteilen kann.
- Wenn Sie Blut verlieren, das hellrot und nicht schleimig ist, und zwar mehr als eine Binde voll, sollten Sie sich sofort auf den Weg ins Krankenhaus machen bzw. die Hebamme anrufen. Heben Sie die Binde für den Arzt bzw. die Hebamme auf.
- Wenn Sie sich Sorgen machen. Natürlich müssen Sie nicht bei jedem Schatten eines Zweifels ins Krankenhaus fahren bzw. die Hebamme aus dem Bett klingeln. Aber wenn Ihr Instinkt Ihnen sagt, dass irgendetwas nicht stimmt oder dass die Entbindung schneller kommt als erwartet, dann zögern Sie nicht.

Last-Minute-Tipps für die Entbindung

- Sorgen Sie dafür, dass Sie es schön warm haben. Ziehen Sie dicke Socken, einen warmen Pulli und eine bequeme, weite Jogginghose an. Sie sollten auf keinen Fall frieren.
- Entspannen Sie sich. Das klingt schwierig, aber je entspannter Sie sind, umso leichter werden Sie entbinden.
- Visualisieren Sie die Wehen. Denken Sie sich eine positive Metapher aus, die Ihnen gefällt. Die eine Gebärende sieht den Balken ihres MP3-Players vor sich, die andere stellt sich vor, sie würde einen Berg erklimmen und sich danach entspannt wieder an den Abstieg machen. Suchen Sie sich das Bild aus, das Ihnen am besten gefällt.
- Werden Sie ruhig laut. Wenn Sie echte Wehen haben, ist das nicht der rechte Moment, um an Etikette zu denken. Sagen Sie, was Sie wollen und wann Sie es wollen. Sie wollen schreien? Nur zu, immer raus damit!

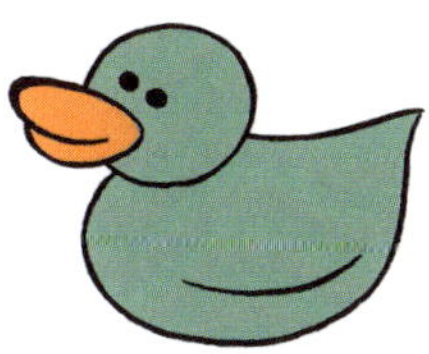

WIE ENTBINDEN SIE AM BESTEN?

Natürlich können Sie nicht genau vorhersagen und bestimmen, wie und wann Sie entbinden wollen. Sie können sich aber überlegen, wie Sie es am liebsten hätten. Sie können die »normale« Lage einnehmen, mit angezogenen Beinen im Liegen, aber auch jede andere Position, Sie können sogar in einer Wanne gebären. Davon abgesehen müssen Sie auch entscheiden, ob Sie zu Hause oder im Krankenhaus entbinden wollen. Was für Optionen!

Im Liegen

Das ist die bekannteste Art der Entbindung, aber ist es auch die einfachste? Bei einer in dieser Position gebärenden Frau zeigt der Geburtskanal nach oben. Das heißt, dass man im Liegen nicht nur das Baby aus sich herauspressen, sondern auch noch gegen die Schwerkraft ankämpfen muss. Das kostet natürlich zusätzliche Energie. Es wird etwas einfacher, wenn Sie die Knie fest anziehen, aber Sie müssen immer noch den physikalischen Gesetzen trotzen. Diese klassische Art der Entbindung hat allerdings auch ihre Vorteile: Sie ist einfacher (man muss kein Bad einlassen oder irgendetwas Besonderes anschaffen), und zwischen den Presswehen kann man einfach liegen bleiben.

Hängend

Indem Sie sich an irgendetwas »hängen«, nehmen Sie eine vertikale Position ein, so dass die Schwerkraft für Sie arbeitet. Natürlich baumeln Sie nicht irgendwo, Ihre Beine bleiben fest auf dem Boden. Sie suchen sich irgendetwas, woran Sie sich festhalten können. Das kann zum Beispiel die Bettkante sein. Die Wehen sollen bei dieser Position stärker sein. Das hat allerdings den Vorteil, dass das Baby schneller auf der Welt ist, aber der Nachteil ist der, dass Sie sich zwischendurch nicht so gut ausruhen können.

Auf dem Gebärhocker

Die Entbindung auf dem Gebärhocker verbindet die Vorteile der vertikalen Position ohne besondere Hilfsmittel mit denen einer liegenden Entbindung. Da Sie sitzen, müssen Sie die Beine nicht die ganze Zeit über anziehen und können sich besser entspannen. Durch die hockende Position ist die Beckenöffnung optimal.

In der Wanne

Die meisten Frauen, die einmal in der Wanne entbunden haben, schwören auf die Wassergeburt. Das heiße Wasser beruhigt und macht den Schmerz weitaus erträglicher. Denken Sie auch daran, wie Wasser im Schwimmbad einen Teil Ihres Gewichts trägt. Nirgends fühlen Sie sich so leicht, und das Schwimmen hilft auch gegen die Schmerzen. Natürlich können Sie in einer normalen Wanne nicht schwimmen, dafür brauchen Sie eine spezielle Geburtswanne. Während der Entbindung, die ebenfalls in heißem Wasser geschieht, kann sich Ihr Partner zu Ihnen setzen. Sie gehen in die Hocke und lehnen sich an ihn. Auf diese Art erleben Sie die Entbindung sehr intensiv zusammen.

» Für mich kommt nichts anderes mehr in Frage als die Entbindung in der Wanne. Wer es einmal ausprobiert hat, will es nie wieder anders. Das wichtigste Argument ist für mich die Schmerzlinderung. Ich weiß, dass viele behaupten, der Übergang in die Außenwelt sei für das Kind auf diese Art sanfter – aber das ist nicht der wichtigste Grund für mich. «

Xaviera, schwanger

Gut informieren

Wie Sie sehen, existiert die perfekte Entbindungsmethode nicht. Es gibt so viele verschiedene Arten, wie es Gebärende gibt. Jede Frau entbindet auf die Art am besten, die am besten zu ihr passt. Informieren Sie sich, und versuchen Sie abzuschätzen, wie Sie wohl am besten entbinden werden. Aber vergessen Sie nicht, dass das nur eine Einschätzung sein kann. In dem Moment, in dem Sie Wehen haben und die Entbindung beginnt, denken Sie eventuell ganz anders darüber. Vielleicht entscheiden Sie sich dann noch zehnmal um. Das ist in Ordnung, solange Sie nur tun, was zu Ihnen passt. Denn dann entspannen Sie sich – und so entbinden Sie am besten.

Wussten Sie, dass … Entbindungen in der Nacht oft schneller gehen als am Tag? Tagsüber lässt man sich leichter ablenken, weswegen man sich nicht so gut entspannen kann.

Hausgeburt oder Krankenhaus?

Die wichtigste Entscheidung, die Sie hinsichtlich der Entbindung treffen müssen, ist die zwischen Hausgeburt und Geburt im Krankenhaus. Auch bei einer problemlos verlaufenen Schwangerschaft ist die Hausgeburt nicht so sicher wie die im Krankenhaus. Wenn Komplikationen zu erwarten sind, bleibt Ihnen sowieso keine Wahl.
Manche Frauen wollen von vornherein im Krankenhaus entbinden, weil sie sich dort sicherer fühlen. Andere finden die Vorstellung schöner, zu Hause zu gebären. Wofür Sie sich entscheiden, hängt zum Großteil von Ihrem Gefühl ab. Wenn Sie dem folgen, treffen Sie bestimmt die richtige Wahl.

Gut zu wissen:

- Im Krankenhaus kann bei einer Entbindung schneller medizinisch eingegriffen werden als zu Hause.
- Eine Hausgeburt verläuft meist natürlicher.
- In den eigenen vier Wänden sind Sie entspannter.
- Sie können auch auf einem Gymnastikball oder unter Hypnose entbinden.

VON DAMMRISS BIS ORGASMUS

Sie können die Entbindung auf zwei Arten angehen: Entweder Sie denken positiv, oder Sie malen sich schon vorher alles aus, was irgendwie schiefgehen könnte. Sie können bei der Entbindung sogar einen Orgasmus haben – aber auch einen Dammriss. Das können Sie sich nicht aussuchen. Aber Ihre Einstellung spielt durchaus eine Rolle.

Ach, da sitzt der G-Punkt!

Eines der größten Mysterien dieser Erde ist der G-Punkt. Wir wissen alle, dass die Frauen einen haben, aber wo befindet er sich? Er sitzt an der hinteren Scheidenwand und schwillt bei Erregung an. Wenn Sie entbinden, kann der Kopf des Babys auf den G-Punkt drücken, so dass sich ein wohliges Gefühl einstellt. Die eine Gebärende nennt es einen Orgasmus, die andere berichtet nur, dass der Schmerz verschwand und durch ein schönes Gefühl ersetzt wurde, das nichts mit Sex zu tun hatte, aber in diesem Moment trotzdem toll war. Leider geht es nur wenigen Frauen so, aber machen Sie sich doch einfach auf ein positives Erlebnis gefasst.

Die Kraft der Psyche

Körper ist nicht gleich Seele, aber beide beeinflussen sich auf jeden Fall gegenseitig. Natürlich tut man sich schwer, wenn man diesen Einfluss in Prozentzahlen ausdrücken und wissenschaftlich erläutern soll, aber eine positive Einstellung bewirkt, dass Sie den Schmerz weniger spüren. So eine Entbindung erfordert echte Frauenpower. Sie können es, und Sie schaffen es! Immer positiv denken!

Geburt und Entbindung: ein spiritueller Moment

Eine Entbindung gehört zu den wichtigsten Augenblicken in Ihrem Leben. Sie schenken einem neuen Wesen auf eine ganz intensive Art das Leben. Solche Meilensteine im Leben stellen spirituelle Momente dar.

Dammrisse

Um die andere Seite von Entbindungen nicht zu verschweigen: Dammrisse kommen natürlich vor. Der Kopf und die Schultern des Babys sind so groß, dass manchmal die Haut reißt. Das klingt zwar grässlich, tut aber nicht weh. Viele Frauen erfahren erst nach der Entbindung, dass sie einen Dammriss hatten. Das kommt daher, dass der Kopf so auf die Vagina drückt, dass man nichts mehr fühlt – als ob die Nerven keinen Schmerzreiz mehr weiterleiten. Ein natürlicher Schutz!

Dammschnitt

Manchmal stellt die Hebamme oder der Arzt fest, dass der Kopf schneller herausmuss, als die Natur es zulässt, oder dass er viel zu groß ist. Damit die Entbindung problemlos verlaufen kann, wird dann ein Dammschnitt durchgeführt. Das klingt schon wieder grässlich, doch auch hiervon werden Sie nichts spüren. Der Schnitt wird von der Vagina bis zum After gesetzt – und zwar nicht gerade, sondern schräg. Auf diese Art gewinnt man viel Platz, und die Haut kann nicht unkontrolliert weiter einreißen. Die Wunde heilt auch besser.

Nähen

Wenn Sie einen Dammriss hatten oder ein Dammschnitt vorgenommen wurde, müssen Sie nach der Entbindung genäht werden. Auch davon spüren Sie praktisch nichts. Abgesehen davon, dass die Nerven immer noch schachmatt sind, ist Ihr Kopf nur mit Ihrem Baby beschäftigt, und in Nullkommanix ist der Riss oder Schnitt genäht.

Gut zu wissen:

- Die Hebamme ertastet während der Wehen, wie weit sich der Muttermund schon geöffnet hat.
- Sobald 10 Zentimeter erreicht sind, gilt er als vollständig eröffnet.
- Ein zweites (drittes, viertes …) Kind kommt meistens schneller als das erste, und auch die Eröffnungsphase dauert nicht so lang.
- Das Nähen spüren Sie kaum bis gar nicht. Die Naht an sich kann nach der Entbindung Beschwerden verursachen. Aber meist löst sich der Faden einfach von selbst auf.

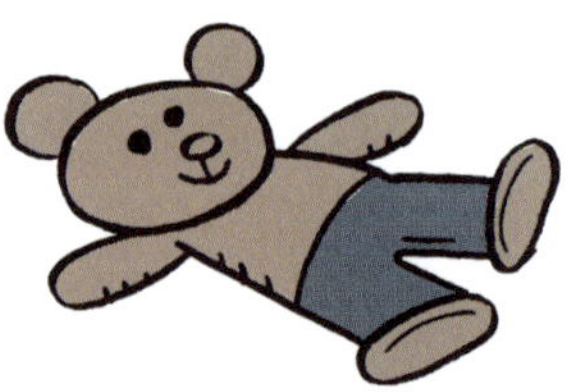

BABYBLUES: AUF HORMONENTZUG

Wenn es in den letzten Monaten einen roten Faden gab, dann war es der Einfluss der Hormone. Sie haben sich unbewusst an die Überdosis aller möglichen Hormone gewöhnt, und Ihr Körper hat sich darauf eingestellt. Jetzt, nach der Entbindung, werden sie auf einmal nicht mehr produziert. Nun sollen Sie plötzlich ohne Ihre hohe Hormondosis auskommen, und das bekommen Sie zu spüren … körperlich wie seelisch.

Bye-bye, Plazentahormone

Die Plazenta wird direkt nach der Entbindung vom Körper abgestoßen. Bis dahin war sie für die Produktion von Progesteron und zusätzlichem Östrogen zuständig, die jetzt jedoch schlagartig eingestellt wird. Eine Weile können Sie noch von den Hormonen zehren, die in Ihrem Körper eingelagert sind, aber nach ein paar Tagen merken Sie, dass da nichts mehr ist. Ihr Körper muss alles neu regulieren – ein Prozess, der sich in einer Reihe von wochenbetttypischen Beschwerden äußert, von Hitzewallungen bis Heulkrampf.

Hitzewallungen

Auf einmal wird Ihnen beklemmend heiß, dann wieder eiskalt – und das von einer Minute auf die andere. Ihnen bricht der Schweiß aus, und Sie haben das Gefühl, Sie würden austrocknen. Das alles ist durch den Hormonentzug bedingt. Viel trinken hilft. Wasser ist immer gut, aber eine Tasse warme Brühe wirkt auch Wunder.

Tränen, Kummer, Depressionen

Sie sind die glücklichste Frau auf Erden und halten das schönste Baby der Welt im Arm. Aber gleichzeitig laufen Ihnen die Tränen über die Wangen. Jede Kleinigkeit bringt Sie zum Heulen und bereitet Ihnen schrecklichen Kummer. Das sind typische Wochenbetttränen – lassen Sie sie einfach laufen. Je schneller sie geflossen sind, umso leichter wird es für Sie, denn Weinen erleichtert, und für diese Tränen müssen Sie sich nicht schämen. Grübeln Sie auch nicht zu viel darüber nach, was Ihnen so zusetzt, damit machen Sie die Sache nur noch schlimmer. Fast jede junge Mutter hat mit diesem Phänomen zu kämpfen. Manche dieser Frauen weinen aber nicht nur – leider treten auch richtige Depressionen auf, auch wenn sie erst Wochen nach der Entbindung wirklich »messbar« sind. Schämen Sie sich nicht deswegen, sondern kontaktieren Sie im Zweifelsfall Ihren Hausarzt. Wenn Sie sich selbst helfen, ist auch Ihrem Baby geholfen.

Alles nur Hormonentzug?

Ja und nein. Die Hormone spielen sicher eine große Rolle, aber die Wochenbettbeschwerden haben auch noch andere Gründe. Plötzlich steht Ihre ganze Welt auf dem Kopf – denken Sie nur daran, was Sie in den ersten Tagen des Zusammenseins mit Ihrem Neugeborenen psychisch alles mitmachen! Das lässt sich nicht in Worte fassen. Ganz abgesehen davon, dass Sie ja auch keine Nacht mehr durchschlafen. Man kann den Hormonen die Schuld an vielen Dingen geben, aber nicht an allem.

Oxytocin, das Liebeshormon

Die Schwangerschaftshormone verschwinden von heute auf morgen aus Ihrem Körper, aber als kleines Geschenk bekommen Sie nun ein neues Hormon: Oxytocin. Es ist ein »Liebeshormon«, unter dessen Wirkung wir völlig verzückt sind. Dieses Hormon sorgt dafür, dass Sie ganz verliebt in Ihr Baby sind. Unter dem Oxytocin haben Sie also nicht zu leiden, Sie sind einfach nur davon überzeugt, dass Sie das schönste Baby der Welt haben. Was ja auch der Wahrheit entspricht!

Gut zu wissen:

- Wenn Sie stillen, produzieren Sie ab jetzt auch das Stillhormon Prolaktin.

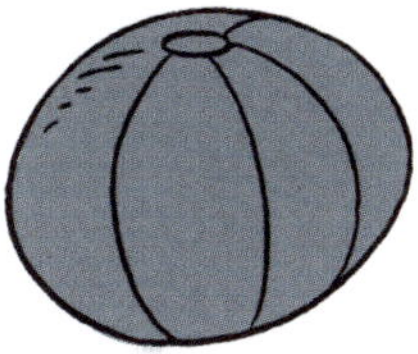

SO SIEHT IHR BABY AUS

Ein Neugeborenes ist nicht nur ein kleiner Mensch, es weist auch typische äußerliche Merkmale auf: Vielleicht hat es eine Art Flaumbehaarung, vielleicht eine Wölbung oben am Schädel, einen Gelbschimmer oder überall kleine Pickelchen.

Flaumbehaarung

Babys, die zu früh auf die Welt gekommen sind, sind oft noch mit einer dünnen Schicht Lanugohaar bedeckt, das ihnen in der Gebärmutter als Schutz diente. Meistens sitzen diese Haare im Gesicht, auf den Schultern und dem Rücken. Nach ein paar Tagen fallen sie von selbst aus. Babys, die zum normalen Termin geboren wurden, haben wenig bis gar keine Lanugobehaarung mehr, sind aber oft noch von einer dünnen Schicht Käseschmiere bedeckt. Diese cremeartige Substanz schützte die Haut Ihres Kindes vor dem Fruchtwasser. Nach der Geburt wird das Baby nicht gewaschen, vielmehr lässt der Geburtshelfer die Käseschmiere einen Tag lang einziehen, weil das die Haut des Kindes weich macht. Bei Babys, die spät zur Welt gekommen sind, ist die Käseschmiere meistens schon komplett in die Haut eingezogen. Nur in den Falten der Arme und Beine finden sich noch Rückstände.

Ein Hörnchen am Kopf

Wenn Ihr Baby mit Hilfe einer Saugglocke auf die Welt geholt wurde, kann es vorkommen, dass sein Kopf oben eine Wölbung hat. Das ist nicht schlimm und gibt sich ganz von allein. Da die Fontanellen (die Einzelteile, aus denen sich der Schädelknochen Ihres Kindes zusammensetzt) noch nicht zusammengewachsen sind, ist der Schädel ein wenig verformt. Es dauert nur ein paar Tage, dann hat das Baby ein schönes rundes Köpfchen.

Gelbstichig

Neugeborene sind in den ersten Tagen nach der Geburt oft ein bisschen gelb im Gesicht. Ihre Leber arbeitet noch nicht optimal, weswegen der Gallenfarbstoff Bilirubin noch nicht so gut abgebaut werden kann. Meistens verschwindet die Gelbfärbung von selbst. Legen Sie das Baby in die Nähe des Fensters schlafen – durch Sonneneinstrahlung verschwindet die Farbe noch schneller. Wenn Ihr Kind nach vier Tagen immer noch sehr gelb ist, wenig uriniert und Ihnen benommen vorkommt, halten Sie Rücksprache mit Ihrem Hausarzt. Manchmal muss man das Baby eine Weile unter eine spezielle Lampe legen, damit der Bilirubingehalt des Blutes sinkt und die Haut eine rosige Farbe annimmt.

Pickel auf den Wangen

Viele Neugeborene haben kleine weiße Pickelchen auf den Wangen. Lassen Sie sie einfach in Ruhe, sie verschwinden nach ein paar Tagen von selbst. Diese Pickel entstehen, weil die Haut noch zu viel Talg produziert.

Schuppen oder Schorf

Viele Babys haben weiße oder gelbe Schüppchen und Schorf, den sogenannten Milchschorf, auf dem Kopf. Kratzen und pulen Sie nicht daran herum. In ein paar Wochen können Sie den Kopf Ihres Kindes mit wenig Babyöl einreiben. Wenn Sie es über Nacht einziehen lassen, können Sie die Schuppen am nächsten Tag mit einem weichen Waschlappen abwischen oder mit einer Babybürste sanft entfernen. Machen Sie das aber erst, wenn das Baby sich schon ein bisschen eingewöhnt hat. Die ersten Tage nach der Geburt sind dafür ungeeignet.

Oh, der schielt ja!

Neugeborene scheinen oft zu schielen, aber dieser Eindruck täuscht. Nach der Entbindung ist die Lidfalte durch den Druck, dem der Kopf bei der Geburt ausgesetzt war, innen noch etwas geschwollen. Die Schwellungen verschwinden von allein.

Ein ziemlich großer Kopf

Betrachten Sie einmal genau die Größenverhältnisse zwischen Ihrem Kopf, Rumpf und Gliedmaßen und denen bei Ihrem Baby. Erkennen Sie, dass es im Verhältnis einen viel größeren Kopf, einen kleineren Rumpf und kleinere Gliedmaßen hat? Sein Körperbau folgt dem »Kindchenschema« und nimmt erst nach der Pubertät die Proportionen eines Erwachsenen an. Das Kindchenschema ist eine Art Trick von Mutter Natur. Unbewusst behandeln Säugetiere Wesen fürsorglicher, die einen etwas größeren Kopf haben und deren Körper auch sonst dem Kindchenschema entspricht. Das Äußere eines Babys bewirkt also, dass die

Personen in seiner Umgebung automatisch liebevoll und vorsichtig mit ihm umgehen!

Der Apgar-Test

Komisch, aber wahr: Direkt nach der Entbindung bekommt das Baby schon seine ersten Zeugnisnoten – wenn nämlich mit dem Apgar-Test sein Gesundheitszustand bewertet wird. Die Hebamme oder der Arzt beurteilen dabei:

- Die Atmung Ihres Babys: Ist sie regelmäßig und stark?
- Den Muskeltonus: Bewegt es seine Gliedmaßen kräftig und regelmäßig?
- Die Herztätigkeit: Schlägt das Herz 100 Mal pro Minute?
- Die Hautfarbe: Ist sie rosarot oder ein bisschen bläulich?
- Die Reflexresonanz: Wie reagiert das Baby auf Berührungen, Licht und Geräusche?

In diesen fünf Kategorien kann Ihr Baby einen, zwei oder null Punkte bekommen – die maximal erreichbare Punktzahl liegt also bei zehn. Der Test wird nach der Entbindung durchgeführt, dann noch einmal nach fünf und ein letztes Mal nach zehn Minuten. Meistens erzielen die Babys später eine höhere Punktzahl, weil sie sich dann schon ein wenig von den Strapazen der Geburt erholt haben.

Gut zu wissen:

- Das Stückchen Nabelschnur, das nach dem Abnabeln am Bauch des Babys hängt, trocknet aus und fällt von selbst ab.
- 4 Prozent der Babys sondern an den Brustwarzen etwas Milch ab, weil bei der Geburt mütterliche Hormone in ihr Blut gelangt sind.
- Durch diese mütterlichen Hormone kann es nach der Entbindung auch vorkommen, dass die Hoden eines neugeborenen Jungen sehr groß sind.
- Ihr Baby hat einen ganz charakteristischen Geruch, den Sie nie wieder vergessen werden.

BRÄUCHE UND TRADITIONEN

Es gibt verschiedenste Bräuche und Traditionen rund um die Geburt eines Babys. Obwohl die meisten davon ziemlich alt sind, haben sich manche bis heute gehalten – vielleicht weil die intensiven Erfahrungen in den Tagen und Wochen nach der Entbindung so gar nicht an Zeit und Raum gebunden sind.

Blau und rosa

Früher freute man sich oft mehr über die Geburt eines Sohnes als einer Tochter, weil nur ein männlicher Spross den Namen der Familie weiterführen konnte. Außerdem glaubten die Menschen, sie würden böse Geister heraufbeschwören, wenn sie ihre Freude über den Stammhalter offen zeigten. Also ergriffen sie Schutzmaßnahmen, und dazu gehörte, dass man die Jungs mit der Farbe Blau umgab. Blau ist schließlich die Farbe des Himmels. Hingegen weiß niemand so genau, warum Mädchen mit Rosa in Verbindung gebracht werden, dafür gibt es mehrere Erklärungen. Gott sei Dank haben wir heute keine Angst mehr vor Geistern und freuen uns genauso über ein Mädchen wie über einen Jungen. Schmücken Sie Ihr Haus doch mit rosa und blauen Schleifen und Ballons.

Der Klapperstorch war da!

Wahrscheinlich verschicken Sie an Ihre Verwandten und Freunde Geburtsanzeigen, aber wenn Sie am liebsten der ganzen Welt mitteilen wollen, dass Sie gerade ein Kind bekommen haben, können Sie sich zum Beispiel einen Gartenstecker in Storchenform besorgen und ihn in den Vorgarten stellen. Dann wissen alle, dass der Klapperstorch bei Ihnen zu Besuch war!

Nicht zum Verzehr geeignet – die Windeltorte!

Die Windeltorte ist ein ganz besonderes Geschenk für die junge Mutter – praktisch und hübsch! Sie lässt sich ganz einfach aus zwei Packungen Windeln für Neugeborene basteln: Rollen Sie die Windeln zu kleinen Zylindern auf und binden Sie sie mit einer Schnur zusammen. Stellen Sie dann eine Windelrolle aufrecht in die Mitte, die anderen kreisförmig rundherum. Sie können beliebig viele konzentrische Kreise rundherum anfügen, die zum Schluss wieder mit einer Schnur zusammengebunden werden. Das ist die unterste Lage der »Torte« – bauen Sie anschließend noch weitere Lagen zusammen (mit immer kleinerem Durchmesser), bis Sie zum Schluss eine mehrstöckige Torte zusammensetzen können. Sie können die Windeltorte zum Schluss noch mit Bändchen verzieren und kleine Geschenke mit Wäscheklammern daran befestigen.

Geschenke für die frischgebackene Mutter

Jede Mutter freut sich über ein kleines Geschenk nach der Entbindung. Das müssen nicht unbedingt Babysachen sein – manche Frau freut sich auch, wenn Sie ihr eine Leckerei mitbringen, auf die sie während der Schwangerschaft zähneknirschend verzichten musste (auch wenn sie in der Stillzeit noch ein wenig auf ihre Ernährung achten muss).

Einzelbesucher oder Fest?

Natürlich wollen Sie Ihr Baby stolz der Familie und Freunden vorführen. Entscheiden Sie selbst, wie lange Sie nach der Entbindung Ihre Ruhe haben wollen und ob Sie dann lieber einzelne Freunde und Freundinnen einladen möchten oder etwas später ein kleines Fest für alle veranstalten.

Gut zu wissen:

- In manchen Ländern isst man anlässlich einer Entbindung Aniszwieback oder Anissamen mit einer Zuckerschicht. Das hat den Hintergrund, dass Anis die Milchbildung fördert.
- In einigen Kulturen will man das Kind durch eine kleine Glasperle mit aufgemaltem Auge vor dem bösen Blick schützen.
- In manchen Ländern glaubt man, dass es Unglück bringt, wenn man die Babysachen ins Haus holt, bevor man das Baby in den Armen hat.

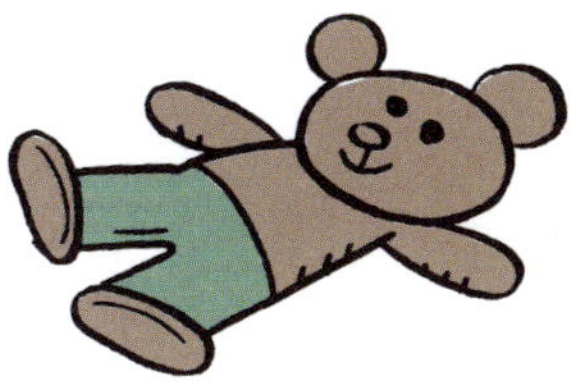

REGISTER

Unsere Leseempfehlung

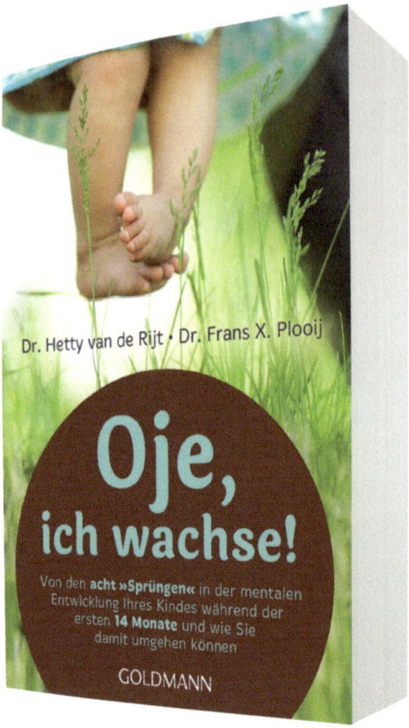

352 Seiten
Auch als E-Book erhältlich

Die acht großen Entwicklungssprünge in der geistigen und körperlichen Entwicklung eines Babys gehen mit viel Unruhe und Geschrei einher und bringen Eltern zuweilen an den Rand der Verzweiflung.
Dieser Ratgeber zeigt, wie Eltern sich und ihren Kindern helfen können, die herausfordernde Zeit der ersten 14 Lebensmonate gut zu überstehen.